Before-After動画から学ぶ

嚥下改善ポジショニング

監修　**戸原　玄**　東京科学大学大学院 医歯学総合研究科 医歯学専攻 老化制御学講座
　　　　　　　　　摂食嚥下リハビリテーション学分野 教授

編集　**内田　学**　大阪医療大学（仮称）医療看護学部 理学療法学科 設置準備室

MEDICAL VIEW

Positioning for Improved Swallowing through Before-After Videos
(ISBN 978-4-7583-2280-5 C3047)

Chief Editor: TOHARA Haruka
Editor: UCHIDA Manabu

2025. 4. 1   1st   ed

©MEDICAL VIEW, 2025
Printed and Bound in Japan

Medical View Co., Ltd.
2-30 Ichigayahonmuracho, Shinjyukuku, Tokyo, 162-0845, Japan
E-mail   ed@medicalview.co.jp

監修の序

　摂食嚥下障害と診断されている方に限らず，食べることに問題を抱えた患者さんに対応する機会は多くあるはずである。しかし，過去に摂食嚥下障害，誤嚥性肺炎や低栄養などの情報があるか，もしくは患者さんから食べることが困難だという訴えがなければ，問題が顕在化しないこともあるだろう。

　自身は若いころに摂食嚥下リハビリテーションの勉強をし，特に訪問診療の場面に主軸を置いて活動してきた。1人で訪問診療を始めた当初，摂食嚥下機能のテストや検査方法を勉強して，その結果に応じた訓練を提供することで，ある程度の方には通用する，という感触はあった。しかしどうも自分の介入では改善できない症例があり，勉強をし直すうち，姿勢がとても重要であることに気づいた。いくら嚥下訓練を頑張っても，食事の姿勢が良くなければ上手に食べられない。これらは当たり前と思われるかもしれないが，気が付かなければ直すこと，直そうと思うことはない。

　それこそ編者の内田先生による姿勢調整についての講演を以前拝聴し，感じたことがある。星座版である。例えば，何も星座の知識がない人が山中できれいな夜空を見上げたときには，「きれいな夜空だ」と感じるだろうし，「都会とは違ってこんなに星があるんだ」ということも感じるであろう。しかし，星座のことをよく知っていたら，「ここには○○座が良く見えるな」というように，視覚としてとらえた情報に意味づけがなされる。それと同じような感覚があった。新しい知識を教えていただいただけことに加え，過去に自身で調べたことや，臨床場面での経験から得られた姿勢調整についての知識が一気につながり，何か1つの意味のある体系の一端が見えてくるようなイメージだろうか。

　摂食嚥下障害のある患者さんへのリハビリテーションにあたり，今まで嚥下訓練のみに目が向きがちだった先生方においても，見え方が変わることで，そこに姿勢調整を使った介入が可能となるはずである。また違った側面からいうと，特段食べることについての主訴がない患者さんでも，もしも姿勢が良くない場合には「食事がうまく食べられているだろうか」と気に掛けることにもつながるであろう。動画を見ることで先生ご自身も確認でき，患者さん本人やご家族と一緒に見てもらうことも有用なのではないだろうか。

　本書はリハビリテーション職にとってもちろん有用な書籍であり，食べることに問題を抱えた方にかかわるその他の職種にとっても重要な視点を授けてくれるだろう。

　「星」ではなく，「星座」をぜひとも見つけていただきたいと思う。

2025年2月

東京科学大学大学院医歯学総合研究科医歯学専攻老化制御学講座
摂食嚥下リハビリテーション学分野
教授　戸原　玄

編集の序

　「食べる」行為に対して不安を抱えている患者さんは多く存在する。ほとんどの患者さんは，最後まで美味しい食事を今まで通りに味わいたいと思っているし，家族や友人とともに文化的な営みのなかで食事の時間を満喫したいと感じているに違いない。一方で，「食べる」行為に対する問題は多種多様の課題があるにもかかわらず，多くは加齢の影響，疾患特性などで片付けられており，専門的な評価や介入を行うことなく食事形態を調整するように強要されている患者さんも多く目にしてきた。私自身，摂食嚥下リハビリテーションに対する知識が希薄であった20年ほど前，ある介護保健機関で奇妙な光景を目にした経験がある。重症の片麻痺患者さんであったが，車椅子での座位姿勢を保持することも難しく，今にも車椅子から滑り落ちそうな姿で食席に移送されていた。食事の際にはひどいむせが生じていたことから，私自身も誤嚥や窒息の危険性が高いことを施設には伝えていた。翌週，この患者さんがむせることなく全量摂取されていることをうかがい，大変驚いた記憶がある。担当の介護職員に食事介助のコツをうかがった際に，「車椅子に移乗した後も座りやすい状態でいられるように座り直してもらうようにしている」というまったく想像していなかった回答が返ってきて混乱したことを覚えている。しばらくこの担当職員の仕事に同行し，介助技術を観察させていただいたが，すべての利用者さんに対して，座り直しや姿勢が崩れている方に対するポジショニングを実践していた。「自分たちが食べている姿に近い状態にすることを意識している」とのことで，確かに，この担当職員の勤務日は摂取率が高く，休みの日には「むせが出現したために中止」，「流涎が多く出現していたため提供を中止」などの記録が目立っており，介助者により能力が変容する様を目の当たりにした。

　姿勢と摂食嚥下機能は，決して交わることのない異なる機能のように感じている専門職も少なくない。しかしながら，私自身の経験からも言えるように，適切な食事姿勢を確保するだけでも今よりは安全に食べられる可能性が高くなるものである。姿勢と摂食嚥下の関係性を深く追求することで，交わることがないと感じている「姿勢」と「摂食嚥下機能」が直線的に繋がることが理解できる。

　過去に，メジカルビュー社より『姿勢を意識した 神経疾患患者の食べられるポジショニング』という書籍を出版しているが，細かなノウハウなどが理解しにくい印象があった。本書では，実際の症例に沿った異常姿勢と嚥下障害の捉え方，具体的なポジショニングの方法，注意点，嚥下造影検査や嚥下内視鏡の結果などをBefore-Afterの動画でまとめ，より理解度が高まるような1冊に仕上げた。

　座り方，座らせ方を意識すると「食べる」能力が今よりは改善する，という私自身が過去に感じた驚きを読者の皆様にお伝えできるものであって欲しいと願っている。

2025年2月

大阪医療大学（仮称）医療看護学部理学療法学科設置準備室

内田　学

執筆者一覧

■監修

戸原　玄　東京科学大学大学院 医歯学総合研究科 医歯学専攻 老化制御学講座 摂食嚥下リハビリテーション学分野 教授

■編集

内田　学　大阪医療大学（仮称）医療看護学部 理学療法学科 設置準備室

■執筆者（掲載順）

大久保正彦　永寿会 恩方病院 歯科・歯科口腔外科

小谷朋子　川口きゅうぽらリハビリテーション病院 歯科

南都智紀　森ノ宮医療大学 総合リハビリテーション学部 言語聴覚学科 准教授

内田　学　大阪医療大学（仮称）医療看護学部 理学療法学科 設置準備室

大河内莉花　特別養護老人ホーム山河

真鍋祐汰　特別養護老人ホーム山河

森　憲一　株式会社リハ・コンディショニングセンター 代表取締役

藤本　潤　第2北総病院 リハビリテーションセンター 部長

最上谷拓磨　聖マリアンナ医科大学横浜市西部病院 リハビリテーション部

渡邊拓磨　聖マリアンナ医科大学病院 リハビリテーション技術部

小林謙介　特別養護老人ホーム秋月

髙瀬嗣久　特別養護老人ホーム秋月

目次

▶ 動画　　🔊 音声

Ⅰ 総論

正常嚥下のしくみ ▶	大久保正彦, 小谷朋子	2
代償的嚥下法 ▶	大久保正彦, 小谷朋子	8
流涎・嗄声から考えられる嚥下障害 ▶ 🔊	南都智紀	14
姿勢は嚥下にどう影響する？	内田 学	20
頚部の問題で生じる嚥下障害 ▶	南都智紀	24
体幹の問題で生じる嚥下障害	大河内莉花	29
バランス障害で生じる嚥下障害 ▶	真鍋祐汰	35
姿勢が崩れるメカニズム	森 憲一	40

Ⅱ 実際の介入症例

脳卒中片麻痺

脳卒中片麻痺（軽症例） 姿勢崩れレベル ★☆☆☆☆ ▶	内田 学	48
脳卒中片麻痺（中等症例） 姿勢崩れレベル ★★★☆☆ ▶	内田 学	54
脳卒中片麻痺（重症例） 姿勢崩れレベル ★★★★★ ▶	内田 学	60
脳卒中片麻痺（ベッドサイド，中等症例）姿勢崩れレベル ★★★☆☆ ▶	藤本 潤	67

運動器疾患

両変形性股関節症（軽症例）　姿勢崩れレベル ★☆☆☆☆　内田　学　74

右大腿骨骨幹部骨折（中等症例）
姿勢崩れレベル ★★★　内田　学　80

脊椎圧迫骨折（重症例）　姿勢崩れレベル ★★★★★　内田　学　86

パーキンソン病

パーキンソン病（軽症例）　姿勢崩れレベル ★★☆☆☆　最上谷拓磨　93

パーキンソン病（中等症例）　姿勢崩れレベル ★★★☆☆　渡邊拓磨　100

パーキンソン病（重症例）　姿勢崩れレベル ★★★★★　内田　学　106

四肢麻痺

四肢麻痺（軽症例）　姿勢崩れレベル ★★☆☆☆　小林謙介　114

四肢麻痺（中等症例）　姿勢崩れレベル ★★★　藤本　潤　120

四肢麻痺（重症例）　姿勢崩れレベル ★★★★★　髙瀬嗣久　128

索引　135

動画・音声の視聴方法

　本書に掲載の内容の一部は，メジカルビュー社ウェブサイト動画・音声配信サービスと連動しています。動画・音声を配信している箇所には ▶ 🔊 マークが付属しています。動画と音声は，スマートフォン，タブレット端末などで聴くことができます。下記の手順を参考にご利用ください。

※動画・音声配信は本書刊行から一定期間経過後に終了いたしますので，あらかじめご了承ください。

動作環境
下記は2025年2月時点での動作環境で，予告なく変更となる場合がございます。
- **スマートフォン，タブレット端末**
　2025年2月時点で最新のiOS端末では動作確認済みです。Android端末の場合，端末の種類やブラウザアプリによっては正常に視聴できない場合があります。
　音声を聴く際にはインターネットへの接続が必要となります。また，パケット通信定額サービス，LTE・Wi-Fi などの高速通信サービスのご利用をお勧めいたします（通信料はお客様のご負担となります）。
　QRコードは（株）デンソーウェーブの登録商標です。

■ 動画・音声の再生方法

　本項目タイトルの右に掲載されたQRコードをスマートフォン・タブレット端末で読み込むと，動画・音声視聴ページが表示されます。視聴したい動画・音声のサムネイルを押すと再生されます。

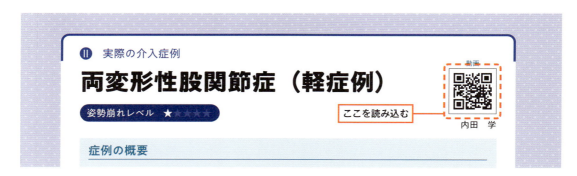

総論

Ⅰ 総論

正常嚥下のしくみ

動画

大久保正彦，小谷朋子

嚥下の5期モデル

　摂食嚥下とは，食物を認知し，外部から口の中に入れ，咽頭を経て胃へ送り込むまでの動作のことを指す（図1）。

　これらの一連の流れは**嚥下の5期モデル**（表1）として表され，①**先行期**，②**準備期**，③**口腔期**，④**咽頭期**，⑤**食道期**に分類される。嚥下の5期モデルのいずれかに問題がある場合，摂食嚥下障害と診断され，摂食嚥下リハビリテーションが必要となる。姿勢の調整は摂食嚥下リハビリテーションの要素に含まれ，特に③④⑤と密接にかかわっており，本来の正しい姿勢で食べることはもちろん，摂食嚥下障害の代償法として重要である。

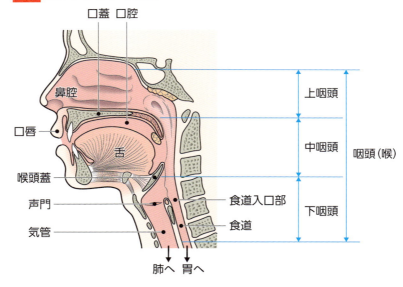

図1　嚥下にかかわる器官

表1　嚥下の5期モデル

各期の名称と定義		障害される原因
①先行期	食物を認知して，口に取り込むまで	認知症，覚醒不良
②準備期	食物を咀嚼し，唾液と混ぜて食塊を作るまで	歯の欠損，不適合義歯，脳血管疾患など
③口腔期	舌を口蓋前方に押し付け，食塊を舌の蠕動様運動で咽頭へ送り込むまで	舌圧・舌の巧緻性低下，脳血管疾患など
④咽頭期	咽頭内に流入した食塊が食道へ入るまで	咽頭収縮力の低下，喉頭挙上不良，声門閉鎖不良（嗄声）
⑤食道期	食塊を食道から胃へ送るまで	胃食道逆流，食道疾患，心疾患，脳血管疾患など

プロセスモデル（咀嚼嚥下）

咀嚼が必要な食物の摂食嚥下の流れは，嚥下の5期に分類することが困難な場合が多く，**プロセスモデル**（図2）を用いて表すことが多い[1]。プロセスモデルでは，食物が口に入った後，咀嚼のために食物を臼歯部まで運ぶ過程（＝stage I transport），その後咀嚼しながら，食塊が口峡を超えて少しずつ咽頭内へ送り込まれる過程（＝**stage II transport**）が認められる。

プロセスモデルの観点からは，食物が咽頭に流入してから嚥下反射が惹起するまでに時間があるため，ある程度の咽頭腔の広さを確保できる姿勢を維持する必要があるといえる。

図2 プロセスモデル

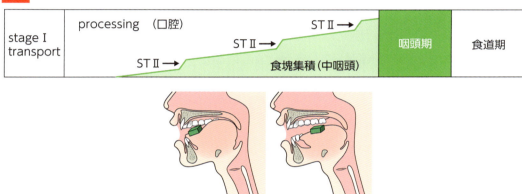

stage I transport：食物捕食後の舌によって食物を臼歯部まで運ぶ運動［プルバック（pull back）運動］。

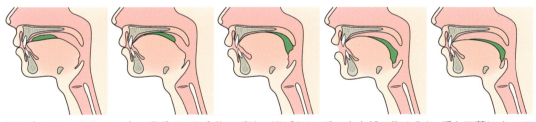

ST II（stage II transport）：咀嚼された食物は唾液に混ぜられ，舌の中央部に集められ，舌と口蓋によって後方へと絞り込まれるように咽頭へ送られる。

processing：捕食した食物を咀嚼して粉砕し，唾液と混ぜ湿潤させ，嚥下しやすい食塊とするプロセス。

（文献2をもとに作成）

嚥下検査

摂食嚥下障害の疑いがある患者に対して，問診やスクリーニングテストを実施した後，より状態を詳細に把握するため，嚥下検査を実施する。

嚥下検査には，**嚥下内視鏡検査（videoendoscopic evaluation of swallowing；VE），嚥下造影検査（videofluoroscopic examination of swallowing；VF）**などがある（図3～6）。誤嚥の有無の診断のみならず，姿勢調整の観点からは，舌の位置，咽頭腔の容積・左右差などを把握するために有用である。

VEからわかること
- 咽頭内に痰や唾液などの分泌物がどの程度貯留しているか？ 左右どちらかに貯留・残留物が多くないか？
- 咽頭の麻痺がないか？左右差がないか？
- 声帯の麻痺がないか？左右差がないか？

【姿勢を変化させて見てみよう】
- 咽頭腔の広さはどのように変化したか？
- 頸部回旋させたとき，咽頭腔はどのように変化したか（p.9参照）？

図3 VE（正常像）
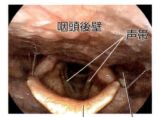

VFからわかること
- 食物がどのような経路をたどり，胃まで流入するか？
- 食道に，食物・飲料物が停滞しているか（胃食道逆流のリスクがあるか）？

【姿勢を変化させて見てみよう】
- 咽頭腔の広さはどのように変化したか？
- 喉頭の挙上量は変化したか？

図4 VF（正常像）
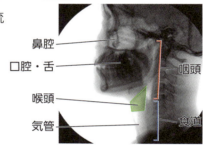

図5 正常姿勢と頸部前屈位の液体嚥下

a 正常姿勢で液体嚥下（VF） 1-1
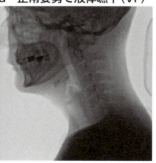

b 正常姿勢で液体嚥下（VE） 1-2
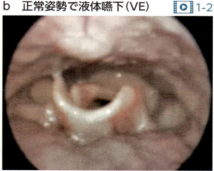

c 頭頸部前方位の液体嚥下（VF） 1-3
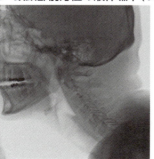

d 頭頸部前屈位のゼリー嚥下（VE） 1-4
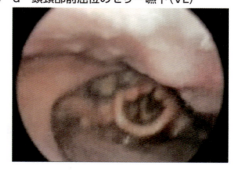

- 咽頭腔の広さの変化
 →下位頸椎の屈曲＋上位頸椎の伸展（頸部前突）へと姿勢変化することで，咽頭腔が広がる。顎引きの姿勢で咽頭腔は狭くなる。
- 喉頭の挙上量の変化
 →下位頸椎の屈曲＋上位頸椎の伸展（頸部前突）の姿勢で喉頭挙上量が減る。

図6 咀嚼嚥下時のVF・VE

a VF　1-5

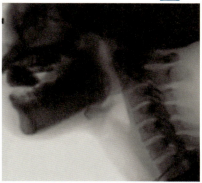

- 舌骨・喉頭の位置は正常で，咽頭腔の明らかな拡大も認められない。
- 咀嚼しながら食塊が喉頭蓋谷へ流入し，一定量が貯留した後に嚥下反射が惹起する。
- 嚥下後は咽頭内に残留はみられない。

b VE　1-6

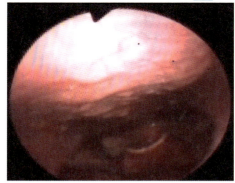

- 咽頭内に唾液などの分泌物の貯留は認められない。
- 十分な舌の動きに合わせて，咀嚼した米飯が徐々に喉頭蓋谷へ流入し，一定量が貯留した後に嚥下反射が惹起する。嚥下反射の瞬間はホワイトアウトを認めるが，誤嚥を疑う所見はなく，嚥下後は咽頭内に残留はみられない。

c ホワイトアウト

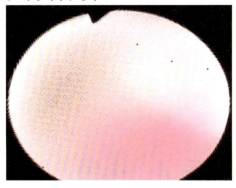

- 嚥下反射が惹起する際，咽頭収縮筋が収縮し，内視鏡の先端に触れるため，嚥下反射の瞬間の視野が確保できず，画面が白くなる現象。VEにおいて認められる。咽頭収縮筋の収縮が弱い場合には，ホワイトアウトが不完全となり，嚥下反射の瞬間も咽頭内が一部見えたままの状態となる。

誤嚥

誤嚥とは？

誤嚥とは，食物や唾液などが声門を越えて気管内に入る状態のことであり，誤嚥性肺炎の原因となる。しかし誤嚥したからといって必ずしも誤嚥性肺炎を発症する訳ではない。肺炎の発症には，誤嚥物の質・量や咳反射の有無，喀出力の強さ，免疫抵抗力（栄養状態，免疫）など，さまざまな要因がかかわっている。

誤嚥を予防するためには，誤嚥しづらい食事を提供すること（＝食形態の調整），誤嚥しづらい姿勢を取ること（＝姿勢調整），口腔内の細菌数を減らすこと（＝口腔ケア），抵抗力を高めること（＝疾患の治療，栄養状態の改善，十分な睡眠時間の確保），そして嚥下機能を高めること（＝嚥下訓練）が重要である。胃食道逆流も誤嚥の原因となるため，食後の離床時間を確保することは重要である。

誤嚥と喉頭侵入の違い

　食物や唾液などが気管内に入ることを誤嚥とよぶのに対し，気管内まで入らないものの，喉頭前庭まで入ることを**喉頭侵入**とよぶ（図7，8）。

　喉頭侵入自体が誤嚥性肺炎の原因となることはないが，検査時に喉頭侵入を認めた場合，日常的には誤嚥を生じている可能性も高いと考えられる。咽頭感覚が正常な例では，喉頭侵入でも咳反射が生じ，誤嚥を予防する。

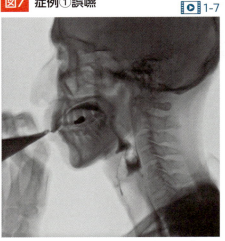

図7 症例①誤嚥　1-7

嚥下反射と同時に気管内に誤嚥したが，むせを認めなかった。VF画像上では，気管の前壁を伝って，水分を誤嚥する様子がみられる。

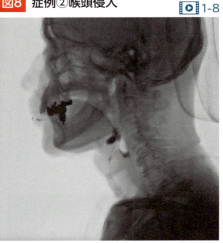

図8 症例②喉頭侵入　1-8

脳梗塞後の回復期リハビリテーション患者の嚥下造影検査。入院中に尿路感染を生じ，嚥下障害が悪化した。喉頭蓋谷に錠剤が残留しており，水分で流すことを試みたが，水分の喉頭侵入を生じた。

唾液誤嚥と誤嚥性肺炎

　食物を誤嚥することに対して，唾液などの分泌物を誤嚥することを**唾液誤嚥**という（図9）。特に夜間の唾液などの不顕性誤嚥（むせを認めない誤嚥）が，誤嚥性肺炎の大きな一因である[3]。唾液誤嚥の予防には，姿勢調整（側臥位など）を行うと有効な例も多いと報告されている。また唾液誤嚥があったとしても，唾液中の細菌が少ない場合には誤嚥性肺炎のリスクは低い。日常的な口腔ケアは，唾液誤嚥による誤嚥性肺炎発症リスクを下げると考えられる。

図9 唾液誤嚥のVE　▶1-9

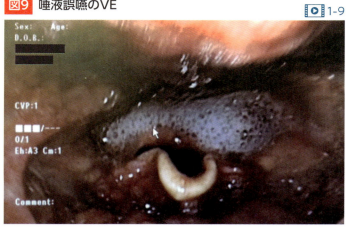

- ワレンベルグ症候群の患者の嚥下内視鏡検査。
- 常に梨状窩へ唾液が貯留しており，嚥下しようとすると，唾液が気管内へ流入する。日常的に唾液誤嚥を認めていると考えられる。

●引用文献
1) 藤島一郎：プロセスモデル（process model）．脳卒中の摂食嚥下障害 第3版．p.44，医歯薬出版，2017.
2) 松尾浩一郎：プロセスモデルで考える咀嚼嚥下リハビリテーション．日本顎咬合学会誌咬み合わせの科学，35（3）：243-248，2015
3) 米山武義，ほか：口腔ケアと誤嚥性肺炎予防．老年歯科医学，16（1）：3-13，2001.

I 総論

代償的嚥下法

動画

大久保正彦, 小谷朋子

代償的嚥下法の概要

　リハビリテーションを行っても十分に嚥下機能が改善せず，通常の姿勢では誤嚥を生じる例も多い。しかし姿勢や食事を工夫することで，比較的安全に経口摂取が可能な場合があり，これを**代償的嚥下法**という。

　代償的嚥下法の代表的なものとしては，顎引き嚥下・リクライニング位・頸部回旋・側臥位などの姿勢調整に関するもの，そして水分へのとろみの付与，交互嚥下などの食形態や摂取方法に関するものが挙げられる。

頸部回旋嚥下

　主に，脳血管障害に伴う片側の咽頭収縮筋や声帯の麻痺を認めている例に対して使用する代償法の1つである（図1）。例えば頸部を右に回旋させると，左の咽頭腔が広くなるため，食物は左から咽頭内へ入り，左の梨状窩を経由して食道へ流入しやすい（図2）。この特徴を利用して，咽頭の片側の麻痺を認める例，声帯麻痺を認める例で使用することが多い。

　四肢の片麻痺があるからといって，咽頭部にも麻痺を認める訳ではないことに注意する。

図1 頸部回旋嚥下を使用する疾患の例

a　カーテン徴候　2-1

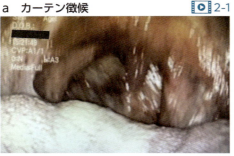

b　左咽頭収縮筋麻痺　2-2

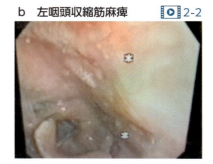

c　左声帯麻痺　2-3

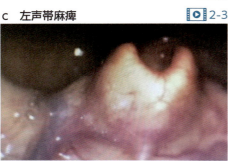

頸部回旋嚥下の実際

図2 頸部回旋嚥下

a 通常の姿勢における嚥下

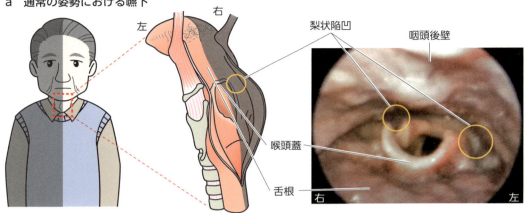

例えば脳梗塞の影響で咽頭右側に麻痺を生じていた場合，通常の姿勢では，右側に食塊が残留しやすく，誤嚥のリスクが高いことがある。その場合・・・

b 頸部右回旋時の嚥下

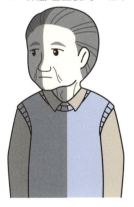
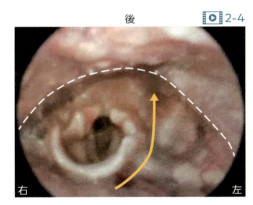

頸部を右側へ回旋すると，咽頭の左側が広がり，食塊が左の咽頭を通過し，左の梨状窩より食道へ流入しやすくなる。

c 発声時のVE

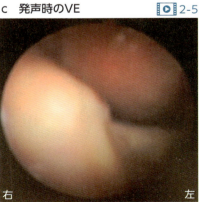

発声時，左側咽頭壁に麻痺を認め，鼻咽腔閉鎖不全を認める。気息性嗄声である。
内視鏡を咽頭内に進めると，左側梨状窩に唾液の貯留を多く認め，発声時左側声帯麻痺が確認できる。頸部正中位・頸部左回旋した場合は，咽頭残留なくゼリーが摂取可能だが，頸部右回旋した場合には，咽頭麻痺側にゼリーが流入し，誤嚥を認める。

完全側臥位法

　ベッドを水平にして，側臥位をとる姿勢調整法である（図3）。重力を利用して，食塊が咽頭側壁を伝って食道へ流入するため，重度嚥下障害患者に対して，誤嚥リスクを低減させることができる。

　脳血管障害患者に対して，健側を下に位置させる完全側臥位を利用する例が多いが，意思疎通が取れ，理解が得られなければ，使用するのは困難である。また介助者や家族の理解も必要である。

図3 側臥位の適切な姿勢

a　完全側臥位法を用いた食事

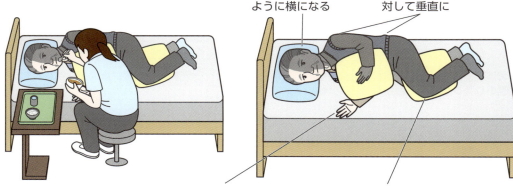

頸部側面が真下になるように横になる
肩と骨盤はベッド面に対して垂直に
下になっている上肢が体幹で圧迫されないように腕を前方に出す
姿勢が背側に崩れないようにするため，骨盤を垂直に保つよう，上にくる下肢を下にくる下肢より前に出して，両脚の間にクッションを入れる

b　右側を下にした完全側臥位の患者のVE
▶ 2-6

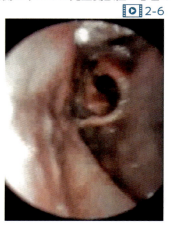

重力の影響で舌から右側咽頭壁を伝ってゼリーが流入するため，気管の位置よりも下方を食塊が通過し，誤嚥なく摂取できている。

リクライニング位

　臥位の姿勢をとり，体幹を後方に傾けることによって，重力で食塊の送り込みを助ける姿勢調整法である（図4）。

食塊は喉頭蓋谷を経由して咽頭後壁側へ流入しやすくなるため，誤嚥予防のために使用することもあるが，摂取する食物の物性選択は慎重に行う必要があるため，一概に誤嚥予防のためにリクライニング位をとることはできない。

特に液体嚥下時は，咽頭内への流入スピードが早く，誤嚥を招くことが多い点に注意する。臨床上では，床面に対してリクライニング30°程度を下限とする。

図4 リクライニング位

a　リクライニング位の姿勢と利点・欠点

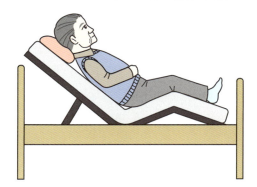

【利点】
- 咽頭内への送り込みを改善することができる。
- 口腔～食道への流入スピードが緩やかである。
- 誤嚥予防を期待することができる。

【欠点】
- 重力で喉頭挙上が妨げられることがある。
- 咽頭クリアランスが不良となる場合がある。
- 液体（とろみなし）で誤嚥しやすい。

b　リクライニング位のVF 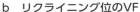 2-7

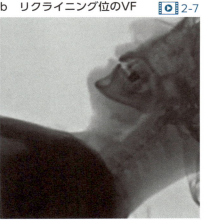

リクライニング位をとることで，食塊は喉頭蓋谷を経由して喉頭後壁側へ流入し，嚥下反射が生じている。
誤嚥は認められない。

顎引き嚥下

嚥下のタイミングで顎を軽く引く（図5）ことで，舌根と咽頭後壁が近接し，咽頭腔を狭めることができる。従って，顎引き嚥下を実施すると，咽頭収縮不良例に対して嚥下圧をかけやすく，また口腔と咽頭に角度ができるため，誤嚥リスクも低減すると考えられている。

咽頭収縮不良で咽頭残留量が多い症例に対して検討する代償法である。

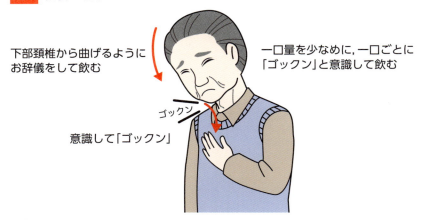

図5 顎引き嚥下

交互嚥下

　食事と水分を交互に摂取することで，咽頭内に残留した食物を水分で流す（wash-out）ことができる（図6）。主に咽頭残留量が多い患者に対して使用する，代償法である。特に円背の患者は，頚部が前方に突出している傾向があり（下位頚椎屈曲，上位頚椎伸展），咽頭残留しやすいため，交互嚥下が有効な例が多い。

図6 交互嚥下

a 交互嚥下前後のVE

交互嚥下前 → 交互嚥下後

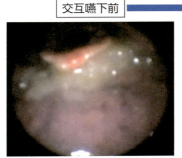
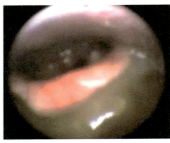
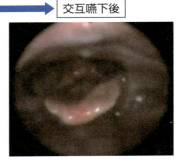

b 頭頸部前方位のVE　▶2-8

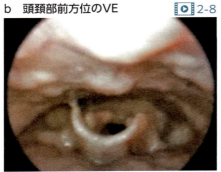

c 頭頸部前方位のVF　▶2-9

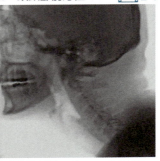

日常的に円背の姿勢をとる高齢者は，頸部屈曲・頭部伸展位となることが多い。この場合，頸部・頭部の位置が正常なものと比較すると，喉頭挙上に不利に働き，咽頭残留を生じやすい。交互嚥下が有効な例である。

d 交互嚥下のVE　▶2-10

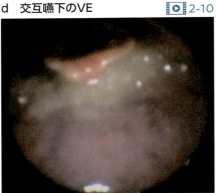

e 交互嚥下のVF　▶2-11

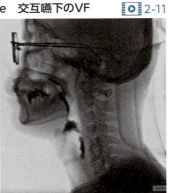

咽頭残留が多い場合，さらに次の一口を摂取すると，誤嚥リスクが上がる場合がある。その場合，食物と水分を交互に摂取することで，咽頭内の食物をきれいに流しながら摂取する。

総論

流延・嗄声から考えられる嚥下障害

南都智紀

流延

流延とは，唾液が口腔内にとどまらずに口唇からあふれる，いわゆる「よだれ」が垂れる状態を指す（図1）。健常者では口腔内に唾液が溜まると無意識的に嚥下されるが，唾液処理能力の低下や分泌量の増加がある患者では流涎がみられることが多い。

流延はさまざまな疾患で認められるが，唾液処理能力の低下が原因である場合，嚥下機能の低下と関連していることが多い[1, 2]。特に，パーキンソン病や筋萎縮性側索硬化症（amyotrophic lateral sclerosis；ALS）などの神経変性疾患，脳卒中などにより口腔顔面領域に運動障害が生じる場合には頻繁に流延が観察される。

また，口腔内の感覚低下により唾液が貯留している場合，流延として口腔から流出するだけでなく，唾液が咽頭へ流入している可能性もある。そのため，流延は誤嚥リスクの指標としても重要な所見である。

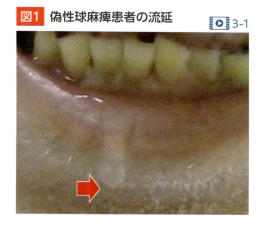

図1 偽性球麻痺患者の流延

流延の原因

流延は単一の理由によって生じるものではなく，特に舌や口唇，頬の運動機能の低下，感覚の低下，嚥下反射の惹起頻度の低下など，要因が重なり合うことで生じる（表1）。流延の主な原因として，口腔器官の運動機能低下や感覚低下，唾液嚥下の頻度減少が挙げられる。

例えば，脳卒中や神経変性疾患などにより口腔の運動機能が低下した場合，唾液を舌で咽頭に移送できずに口腔内に貯留し（図2），口唇閉鎖不全があるために唾液が口腔外に流れ出る。パーキンソン病においても，以前は自律神経機能の障害による過剰な唾液分泌が原因と考えられていたが，近年は嚥下能力の低下による症状であることが報告されてい

る[3]。運動機能が保たれていても，口唇周囲や口腔内の感覚低下がある場合には，唾液の貯留や流涎を知覚することができない。閉口筋の筋力低下や顎関節障害があると閉口が困難となるため，口腔内の唾液貯留が増加すると流涎が生じる。

さらに，意識レベルの低下などにより唾液嚥下の頻度が減少している場合や，唾液分泌過多症により唾液量が多い場合にも，口腔内に貯留した唾液が口腔外に流れ出る。

表1 流涎の原因と予想される嚥下障害の特徴

流涎の原因	予想される嚥下障害の特徴
運動機能の問題 　口唇の閉鎖困難 　舌での唾液の移送困難 　下顎の閉口困難	口唇からの取りこぼし，嚥下時の口腔内圧低下 咀嚼時や嚥下時の移送能力低下，口腔内残渣 咀嚼効率の低下，咬合不全
感覚の問題 　口唇周囲の感覚低下 　口腔内の感覚低下	頬や口唇の感覚低下による主に口腔前庭への食物残渣 嚥下惹起遅延，舌上や口腔底への口腔内残渣
唾液嚥下頻度の問題 　自発的な嚥下頻度の減少 　意識レベルの低下	咽頭や喉頭周囲の感覚低下，嚥下中枢の障害 嚥下反射の惹起遅延
その他 　唾液分泌量の増加	一般的に嚥下機能低下とは関連しない

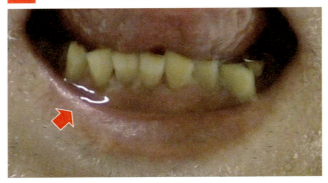

図2 口腔前庭の唾液貯留

流涎から考えられる嚥下障害の特徴

流涎は審美的な問題や衛生的な問題に加えて，嚥下障害にも関連する注意すべき所見である[1,2]。特に運動機能低下や感覚低下，唾液嚥下頻度の減少が原因となって流涎が生じている場合には，嚥下障害の可能性を考えておかなければならない。表1に流涎の生じる原因と予想される嚥下障害の特徴を示す。舌や口唇，下顎の運動機能に問題がある場合には，嚥下時の口唇閉鎖や食物の取り込み，舌での食塊移送や咀嚼等の運動など，咀嚼機能や嚥下機能の評価が必要となる。また口腔内の感覚低下や自発的な嚥下頻度の減少がある患者では，咽頭や喉頭においても感覚低下が生じていることがあるため，嚥下惹起遅延による嚥下前誤嚥，咽頭残留による嚥下後誤嚥，不顕性誤嚥などに注意が必要である。流涎

を認める患者は口腔機能が低下していることを考慮し，原因の分析，嚥下機能における問題点の抽出や誤嚥リスクの把握に努めなければならない。

一方で，流涎がないからといって嚥下機能が保たれているわけではない。例えば，嚥下機能が低下していても，口腔内乾燥が強い患者では流涎が生じることはほとんどない。また仰向けにベッド上臥床している患者では，唾液が咽頭に流れ込むため流涎は生じない。流涎の有無だけで嚥下機能を正確に評価できるわけではなく，その他の所見とも併せて包括的に評価する。

嗄声

声を出す際には，左右声帯の内転運動によって声門が閉鎖し，声帯の間を呼気が通過することで声帯振動が起こる。会話場面においては，発話に必要となる呼気を産生し，声帯の細かな開閉運動（図3，4）によって，声の大きさや高さ，声質などを巧みに調整することが可能となる。嚥下時においても，食物や水分で誤嚥しないように声門の閉鎖が重要となる。発声時と嚥下時で声門閉鎖の程度に差はあるものの[4]，いずれの場合も声帯の内転運動が求められる。

脳卒中などによる声帯の麻痺や喉頭がんなどの器質的な問題が生じると，声がかすれたり，ガラガラ声になったりするなど，声質に異常が生じる。呼吸機能の低下により十分に呼気が産生できない場合には，小さな声や弱々しい声になることがある。そのほか，声門閉鎖や呼吸機能の低下に異常がない場合でも，咽頭や喉頭へ唾液や分泌物が貯留していると，うがいをしているようなゴロゴロした声やブクブクした声になることがある。このような発声時の声の異常をまとめて嗄声とよぶ。声帯の状態や呼吸の状態，咽頭および喉頭の残留を推測するうえで，嗄声は重要な所見となる。

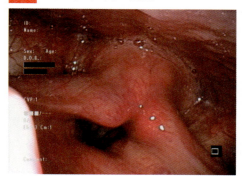

図3 発声時の声門の閉鎖

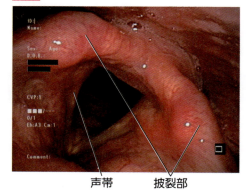

図4 吸気時の声門の開大

声帯　　披裂部

嗄声の種類と嚥下機能への影響

嗄声は表2に示すような種類に分けられる。嚥下障害を評価する際には，声門閉鎖が不十分となる気息性嗄声や，咽頭や喉頭に唾液や水分などが貯留することにより生じる湿性

嗄声が注意すべき所見として挙げられる．嗄声の種類や予測される嚥下障害の特徴を理解することは，嚥下障害の評価や誤嚥リスクの把握に有用である．

気息性嗄声

反回神経麻痺や声帯の萎縮などにより声門が十分に閉鎖せず，発声時に息が漏れることで，かすれたような気息性嗄声が生じる．声門閉鎖不全により，嚥下時に気道を閉鎖することが困難となるため，嚥下中の誤嚥が起こりやすい．図5に，気管挿管後に声帯が開大位で固定し，重度の嚥下障害となった患者のCT所見，嚥下造影検査の所見を示す．

咳嗽時には，瞬間的な声門閉鎖によって胸腔内圧が上昇することで強い喀出が可能となるが，気息性嗄声が強い患者では声門が閉鎖せず，咳嗽力も低下する[5]．声帯麻痺のある患者では，食物や唾液の誤嚥を引き起こすとともに[6]，誤嚥に注意が必要である．

表2 嗄声の種類と考えられる嚥下障害の特徴　　3-A

種類	嗄声の原因	予想される嚥下機能への影響
気息性嗄声 例：かすれた声 　　息が漏れた声	声門閉鎖不全	・嚥下時の気道閉鎖が困難 ・嚥下中誤嚥 ・声門閉鎖不全による咳嗽力の低下
無力性嗄声 例：弱々しい声 　　小さい声	呼気流量の低下 声帯の筋緊張低下	・呼気流量が低下したり声門閉鎖が弱くなるため，咳嗽力が低下 ・嚥下時の気道閉鎖が弱くなる
粗糙性嗄声 例：ガラガラした声	声帯麻痺やポリープなどによる声帯振動の左右差	・声門閉鎖が可能であれば，嚥下機能への影響は小さい
努力性嗄声 例：力んだような声 　　喉を詰めるような声	喉頭や頸部筋の過緊張 力の入った発声	・過緊張により嚥下時の喉頭周囲の運動に影響 ・過度な声門閉鎖による呼吸パターンの乱れ
湿性嗄声 例：ゴロゴロした声 　　ブクブクした声	下咽頭，喉頭への唾液や食物の貯留	・貯留物の喉頭侵入や誤嚥 ・嚥下後の咽頭残留や喉頭侵入

（3-Aは健常者による）

図5 抜管後に気息性嗄声，重度の嚥下障害を認めた症例　　3-2

a　開大位で固定した声門のCT画像

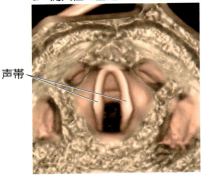

b　とろみ水摂取時の嚥下中誤嚥

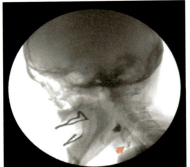

声帯

無力性嗄声

　呼吸筋の筋力低下や声帯の低緊張が生じた場合，小さな声で力が入っていないような弱々しい声（無力性嗄声）となる．咳嗽時にも強い呼気の生成ができないため，誤嚥をしても誤嚥物の喀出が難しい患者もいる．嚥下時には声門を閉鎖する力が弱くなっている可能性もあるため，とろみなしの水分など流動性の高い形態では，誤嚥の有無を慎重に評価する．

粗糙性嗄声

　粗糙性嗄声は声帯の麻痺などによって声帯の振動に左右差がある場合に生じる．反回神経麻痺に起因する場合には喉頭の運動に問題があることを念頭に置き，誤嚥リスクを評価しなければならない．

努力性嗄声

　喉頭や頸部筋の過緊張により，過度な声門閉鎖や声帯の筋緊張亢進が生じた状態を指す．嚥下時に頸部や喉頭の緊張が高い場合，舌骨上下筋群の筋緊張亢進により，嚥下時の喉頭周囲の運動に影響を与える可能性がある．また，喉頭の過緊張があり，過度な声門閉鎖が生じている場合，吸気時や呼気時に気流が通過しにくくなるため，嚥下時の呼吸パターンの乱れなどにもつながる．

湿性嗄声

　図6のように喉頭前庭や下咽頭に唾液や水分等が貯留し，発声時に貯留物が振動することで湿性嗄声が生じる．唾液嚥下をしても改善しない場合は，嚥下時の喉頭侵入や誤嚥，嚥下後の下咽頭への残留が疑われる．図7のように下咽頭へ貯留した唾液や水分は披裂間切痕から声門上へ侵入するため，嚥下後の声質の変化が誤嚥の指標になることもある[7]．一方で，湿性嗄声が必ずしも誤嚥や食物の喉頭侵入と直接関連しない場合もある[8]．湿性嗄声がみられた場合には，誤嚥徴候を慎重に評価する，嚥下機能の精査を行う，他の所見と総合して誤嚥リスクを評価するなど，補助的な評価手段として使用することができる．

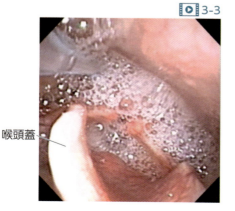

図6 下咽頭や喉頭へ貯留した唾液

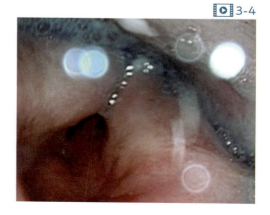

図7 披裂間切痕から声門上へ侵入する着色水

嗄声は嚥下障害の評価において重要な手がかりとなるが，それだけで嚥下障害を確定診断することはできない。臨床では，嗄声の評価を補足的に使用しながら，嚥下機能スクリーニング，嚥下内視鏡検査，嚥下造影検査などと合わせて評価を行う必要がある。

●引用文献
1) JG K：Management of dysphagia and drooling in patients with Parkinson's disease. Neurodegener Dis Manag, 3（1）：71-79, 2013.
2) Sapmaz M, et al.：Drooling may be associated with dysphagia symptoms in multiple sclerosis. Dysphagia, 39（5）：846-854, 2024.
3) Špiljak B, et al.：SIALORRHEA AND XEROSTOMIA IN PARKINSON'S DISEASE PATIENTS. Acta Clin Croat, 61（2）：320-326, 2022.
4) Van Daele DJ, et al.：Timing of glottic closure during swallowing: A combined electromyographic and endoscopic analysis. Ann Otol Rhinol Laryngol, 114（6）：478-487, 2005.
5) Hamdan AL, et al.: Vocal cord paralysis after open-heart surgery. Eur J Cardiothorac Surg, 21（4）：671-674, 2002.
6) Périé S, et al.：Aspiration in unilateral recurrent laryngeal nerve paralysis after surgery. Am J Otolaryngol, 19（1）：18-23, 1998.
7) Ryu JS, et al.：Prediction of laryngeal aspiration using voice analysis. Am J Phys Med Rehabil, 83（10）：753-757, 2004.
8) Warms T, et al.:"Wet voice" as a predictor of penetration and aspiration in oropharyngeal dysphagia. Dysphagia, 15（2）：84-88, 2000.

I 総論

姿勢は嚥下にどう影響する?

内田　学

はじめに

　摂食嚥下機能における主な運動器官は，口腔，顔面，咽頭，喉頭，食道など，口から食物を移送する際に直接的にかかわる運動器官がイメージできる。これらの運動器官は，正常な構造を維持し，適切に機能することが重要である。構造面では，歯の欠損の有無や口腔の栄養状態などが重視され，正常から逸脱した構造では咀嚼，食塊形成が困難となる。機能面では，嚥下が可能になった食物を安全に食塊形成し咽頭，喉頭に移送する際に，誤嚥を起こすことがないよう，正常な構造における嚥下の機能性が重要視される。これらの構造や機能に対しては，歯科医師や耳鼻科医の指示の下，口腔衛生に関与する歯科衛生士や摂食嚥下リハビリテーションの専門家である言語聴覚士，オーラルフレイルなどに対応する管理衛生士により，適切な介入がなされている。摂食嚥下リハビリテーションでは多職種連携が必須であり，今日までに多くの介入効果が報告[1,2]されている。また，専門領域を越えたtransdisciplinary team approachの重要性なども常識的な診療体制として確立している。

嚥下障害と基礎疾患の合併による予後

　多くの摂食嚥下障害患者は，脳血管障害やパーキンソン病などを代表とする基礎疾患を有していることが多く，食事を摂取するうえでも苦労を要する印象がある。また，これらの基礎疾患を有する患者では，嚥下障害を合併していることで身体運動機能や基本的動作能力に負の要素が加わり，急性期から回復期のリハビリテーションの過程における日常生活活動（activities of daily living；ADL）や基本的動作能力，歩行の自立度などにも制限が生じている。純粋な身体運動機能，精神機能の回復が嚥下障害により阻害された結果，院内死亡率の高さ，自宅退院率の減少，入院日数の延長，入院費用の高騰が生じたという報告[3,4]もある。摂食嚥下障害が生じている場合，単純に口腔器官に限局した視点を置くのではなく，全身の運動器官の一部として摂食嚥下機能をとらえる必要性がある。

姿勢の保持

　地球上で生活するヒトは，重力環境下で活動を行う生き物である。ヒトはどのような環境においても重力に支配されており，基本的には重心の位置を低い状態に下げられる条件の下で生活している。そのような条件のなかで，臥位から起き上がる，座位から立ち上がるなどの基本的動作は，重力と身体質量の重みが加わる自身の身体の重みに打ち勝つべ

く，骨格筋の活動を用いることにより重力に抗した身体運動となる。脊柱起立筋や頭板状筋，大腿四頭筋，下腿三頭筋（図1）など，TypeⅡ線維であることの特徴でもある持久性に優れた骨格筋活動を持続することにより，疲労することなく常に体幹を伸展位に保持することが可能となっている。伸展位の保持と同様に重要なのは，常に頭頸部，体幹を正中に保持しているバランスという機能である。正中位は，床面に対して，頭頸部，体幹が常に垂直となる位置であり，この状態を維持するために，視覚情報や三半規管，前庭迷路系，固有感覚などの感覚情報を常に統合し，開眼条件，閉眼条件を問わず常に運動の出力を制御し続けている。姿勢を保持するために，骨格筋の出力と正中を保持する感覚情報の共存関係が成り立つこと，そして，構築学的にも適切な関節構造があることにより，適切な姿勢保持や生活を行ううえでの活動が保障されることとなる。

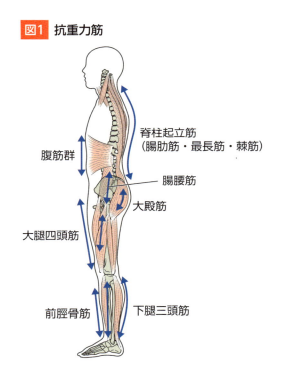

図1 抗重力筋

姿勢と嚥下の関連性

　食事を適切にとるためには，体幹や頭頸部は中間位に保持されていることが望ましい。前傾（図2）や後傾（図3），側方への傾斜（図4）などの条件下では，物理的に食物移送が制限されることが想像できる。口腔内の構造や咽頭，喉頭，食道の位置関係から考えると，口腔から胃に向かって食物を移送する機能が嚥下である以上，垂直条件に近い姿勢であることが最も効率はよい。姿勢の崩れは，いかなる方向においても咀嚼を行ううえでの上顎前歯への舌尖固定が減弱し，食道方向に移送する力を減弱化させる。
　日常的な食事環境を思い出してみてほしい。図2〜4に示すような姿勢で食事を提供している場面は少なからず経験したことがあるのではないだろうか。このような姿勢で食事

介助を実施したことが一度はあるのではないだろうか。この条件で介助を行った際に、むせなどが出現し、嚥下機能が低下してきていることを自覚したことがあるのではないだろうか。車椅子や椅子に座っている姿勢が不良であり、介助を行う際に姿勢を調整することで開口量や嚥下の惹起が改善し、食事摂取量が増加していく場面などを多く目にする。「不良姿勢で行う不完全な嚥下の機能が、座り方を調整することにより改善する」という事象は、嚥下の直接的な機能が改善したとは言い難い。座り方の調整により、間接的に嚥下機能が改善したという考え方が自然である。不適切な姿勢では舌圧が減少する[5]ことも報告されていることから、嚥下の機能性は口腔、顔面などの限局的なものではなく、全身の運動機能の一環であることを考えなければならない。特に、体幹と頭頸部の位置関係に影響を及ぼすものは骨盤の位置関係であり、坐骨で体重を受けるような座位姿勢（骨盤中間位）では体幹を重力に抗して垂直位に保持することが可能である。一方で、骨盤が後傾すると、脊柱には円背、頭頸部には前頭位となるような運動連鎖が生じ、姿勢の影響による嚥下機能制限が出現する[6]。

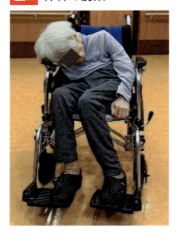
図2 体幹の前傾

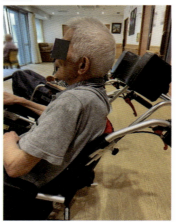
図3 体幹の後傾

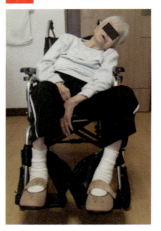
図4 体幹の側方傾斜

　摂食嚥下機能では、咀嚼・嚥下に関与する顎関節や舌を主な効果器として考えなければならない。しかし、この主器官は、骨盤や脊柱の位置などの骨格構造と、重力環境下で体幹、頭頸部を垂直条件に置くための筋力とバランス能力が備わってこその主器官であることを理解すべきである。摂食嚥下機能を宙に浮いた機構として考えることなく、常に土台となる座位姿勢の上に積み重なっている運動機構（図5）であるという総合的な視点を確立させる必要がある。

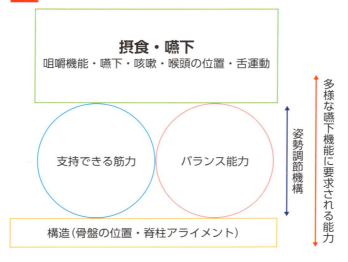

図5 姿勢と摂食嚥下の関係性

おわりに

「姿勢」というキーワードに基づいた摂食嚥下機能について解説した。姿勢は静的なイメージではあるが，呼吸や心拍でも重心は動揺する。常に姿勢は崩れるように働かされているが，一定の位置に保持するためにバランス能力が発揮されている。食事場面においては上肢操作や頭頸部の運動，咀嚼運動などが加わるため，動揺幅はさらに大きなものになる。重力に抗して姿勢を保持することは，静的ではあるが患者自身の運動としては限界幅を超えたパフォーマンスを要求されていることも少なくない。そのような意味では，限界幅を超えた患者が姿勢を崩しているものと考えることができる。摂食嚥下リハビリテーションに関与する専門職は，食事姿勢を観察するうえで，まずは「姿勢」を観察することを念頭に置きながら一連の食事操作，嚥下機能を評価すべきである。

●引用文献
1) 芳賀信彦：摂食嚥下リハビリテーションと多様性 ～第29回日本摂食嚥下リハビリテーション学会学術大会開催に向けて～. ケアマネジメント，34（8）：22-23，2023.
2) 若杉葉子，戸原 玄：JOURNAL OF CLINICAL REHABILITATION，28（10）：964-970，2019.
3) Vikram V, et al.：Dysphagia after ischemic and hemorrhagic stroke：A propensity-matched 20-year analysis of the national inpatient sample. J Stroke Cerebrovasc Dis. 32（9）：107295, 2023.
4) Zhang PP, et al.：Correlation between dysphagia and serum albumin levels and prognosis a retrospective study. Nutr Hosp. 40（5）：1025-1032, 2023.
5) Mineka Y, et al.：Improper sitting posture while eating adversely affects maximum tongue pressure. J Dent Sci. 16（1）：467-473, 2021.
6) 田上裕記，ほか：姿勢の変化が嚥下機能に及ぼす影響−頸部・体幹・下肢の姿勢設定における嚥下機能の変化−. 日摂食嚥下リハ会誌，12（3）：207-213，2008.

1 総論

姿勢は嚥下にどう影響する？
頸部の問題で生じる嚥下障害

動画

南都智紀

臨床でみられる頸部姿勢の異常

　口腔領域に最も近い頸部の姿勢は，口腔器官の位置関係や筋活動に影響を与えるだけでなく，咽頭での食塊の流れ方にも影響を与える．頸部の姿勢は**屈曲**，**伸展**，**回旋**，**側屈**で示され，異常姿勢ではこれらが組み合わさることが多い．異常姿勢が嚥下機能に与える影響について理解し，適切な頸部の姿勢を保つことが誤嚥の予防につながる．表1に頸部の姿勢と異常姿勢の代表的な原因を示す．

表1 頸部の姿勢と異常姿勢の主な原因

頸部の姿勢	異常姿勢の主な原因
屈曲	・筋緊張低下や意識レベル低下による抗重力姿勢の保持困難（図1） ・重症筋無力症やパーキンソン病による首下がり ・発動性低下による姿勢保持困難
伸展	・全身の筋緊張亢進による頸部伸展 ・後頭下筋群の短縮（図2） ・頸椎術後の頸部の固定 ・長期間の背臥位による頸部の拘縮（図3）
回旋	・半側空間無視での非麻痺側への頭部の回旋 ・痙性斜頸（ジストニア） ・胸鎖乳突筋の短縮
側屈	・麻痺側方向への体幹の崩れ ・胸腰椎の側弯による体幹姿勢の崩れ ・頸椎の側弯 ・脳卒中後の片麻痺による影響
頭部前方突出姿勢 （頭部伸展・頸部屈曲）	・加齢による頭部の位置変化 ・脊柱の後弯 ・体幹の筋力低下による抗重力姿勢の維持困難

頸部の異常姿勢と嚥下障害への影響

　頸部の屈曲や回旋などは，嚥下障害に対する代償的手段として使用されることがある。これらの代償姿勢は，嚥下障害の症状に応じて適切に用いることで高い効果を発揮する。一方で，体幹や頸部の姿勢に問題を抱える患者では，異常姿勢としてこれらの姿勢となることで，嚥下に望ましくない影響を及ぼすこともある。本項では，頸部の異常姿勢が嚥下機能に与える影響について解説する。

屈曲

　頭頸部の屈曲は，喉頭侵入や咽頭収縮不全による咽頭残留などに対する姿勢代償法の一つとして利用される。一方で，頸部の筋力低下により，頭頸部を空間で保持することが難しい患者は，頭部の重さを支えきれず，頸部や頭部の屈曲が生じやすい。例えば，脳卒中後に筋緊張の低下が優位な症例や，重症筋無力症により首下がりが生じた症例では，過度な屈曲が生じることで摂食・嚥下に影響を及ぼしやすい。頸部の屈曲によって図1のような影響が生じる。

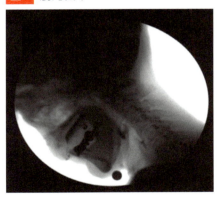

図1　筋力低下による頸部の屈曲と摂食嚥下への影響

頸部の屈曲による摂食嚥下への影響
- 視線が下を向くため，目の前の食物を認識しにくくなる。
- 口腔内の食塊に対する重力方向が変化することで，口腔外へこぼれやすくなる。
- 下顎骨が頸部前面に押し付けられることで，開口範囲が制限される。
- 舌骨上筋群や脂肪組織などの皮下組織の圧迫により，喉頭挙上運動が制限される。

伸展

　経口摂取を行ううえで望ましくない頸部姿勢の1つとして，頸部伸展が挙げられる（図2）。頸部が伸展すると，咽頭腔の拡大や舌骨の位置変化が生じ[1]，上部食道括約筋と咽頭圧の協調性が影響を受ける[2]。そのため，咽頭残留の増加や舌骨上筋群の筋活動にも変化がみられ[3]，安全に摂取できる水分量が減少する[4]。特に，頸部を伸展することで喉頭前庭の閉鎖が不十分となり[5]，わずかな頸部伸展でも誤嚥を引き起こしやすくなる。頸部の拘縮が強く，過度に伸展している患者では，舌骨上下筋群が伸長されるため，嚥下時の舌骨や喉頭挙上運動にも影響を与えることが予想される。頸部伸展患者に対しては，嚥下中誤嚥や咽頭残留に対する代償手技として頸部屈曲が指導されることが多い。

　一方で，咽頭期の嚥下機能が保たれている舌癌などの患者では，送り込みや口腔内保持をサポートするために，代償手技として頸部伸展での嚥下を指導することもある。

図2 後頭下筋群の短縮により頚部の屈曲が困難な患者

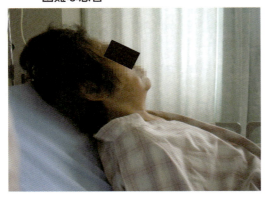

図3 長期安静により頚部伸展位となった患者のVF

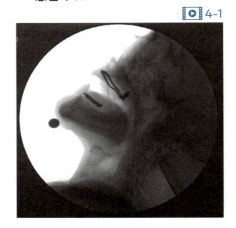

4-1

側屈

　頚部の筋緊張に左右差がある場合や，脊柱の側弯に伴う体幹姿勢の崩れがある場合などには，頚部の側屈を生じやすい。頚部の側屈により咽頭腔の傾斜が生じると，嚥下時の食塊の流れが変化し，食塊は側屈側を通って咽頭を流れていく（図4）。特に，咽頭機能に左右差がある場合，麻痺側へ食塊が流れると，誤嚥や残留のリスクが増大する。頚部の側屈によって生じる，このような食塊の流れの変化は，嚥下を行ううえでデメリットとなる可能性がある。咽頭の運動機能の左右差を考慮するとともに，麻痺側へ頚部が側屈している場合には姿勢の調整を行う必要がある。

図4 頚部正中位および頚部側屈での食塊の流れ方（喉頭を後方から見た図）

正中位での食塊の流れ方

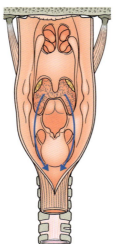

側屈での食塊の流れ方

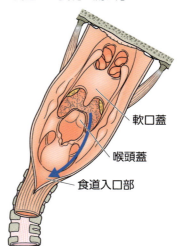

軟口蓋
喉頭蓋
食道入口部

回旋

　頚部の回旋は，咽頭での食塊の流れや食道入口部の開大に影響を与える。回旋した側の梨状窩は狭くなり，非回旋側の梨状窩は広くなるため[6]，代償手技として頚部回旋を要する場合には，食道入口部が開大しやすい側への回旋が推奨される。図5は右回旋した際に左側の食道入口部が開大した瞬間である。また，頚部回旋は食塊を回旋側の反対側へ誘導する効果があるため，咽頭機能に左右差がある場合の代償手技としても，頚部回旋が適用される[7]。非麻痺側へ頚部が回旋している患者の場合，麻痺側へ流れた食塊が咽頭収縮不全により中咽頭へ残留するとともに，食道入口部の開大不全により梨状窩にも残留する可能性がある。このような嚥下機能への影響を理解したうえで，半側空間無視や頚部筋の短縮により非麻痺側へ頚部が回旋している患者では，頚部の姿勢アライメントを修正する必要がある。

図5 頚部右回旋時の食道入口部の開大

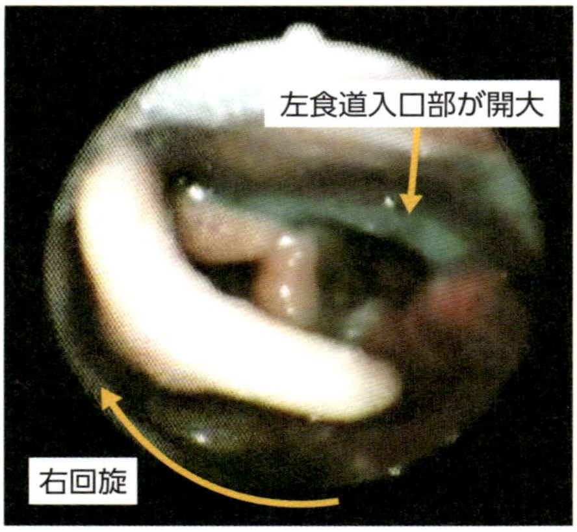

頭部前方突出姿勢

　頭部が前方に突き出した頭部前方突出姿勢は，肩や下部脊柱に対して耳が一直線に並ぶ理想的な姿勢に対して，頭部が前方に位置する姿勢と定義される[8]（図6）。この姿勢は，円背姿勢を伴う高齢者や，姿勢保持が難しい患者でよくみられる。頭部前方突出姿勢では，頭部（上位頚椎，C1–C3）の伸展，頚部（下位頚椎，C4–C7）の屈曲[9]による体幹・頚部・頭部の不均衡な位置関係によって，頚部や口腔周辺の運動に影響を及ぼす。

　胸骨舌骨筋や肩甲舌骨筋といった舌骨下筋群や喉頭挙上にかかわる舌骨上筋群が持続的に伸長されるため，下顎骨へ後退，下制方向の力が加わって下顎が開口し，流涎が生じやすい。さらに，下顎骨に常時開口方向への力が加わることで，咀嚼時の効率的な下顎運動が阻害されるため，食塊形成にも影響が生じる。また，開口状態での嚥下は口腔内残留を増加させるとともに[10]，舌骨上筋群の活動効率も低下するため[11]，嚥下機能にも影響を与える。頭部前方突出姿勢は単なる姿勢異常にとどまらず，咀嚼機能および嚥下機能に悪影響を及ぼす。姿勢を修正するためには頚部だけでなく，体幹や四肢も含めた包括的な姿勢へのアプローチが必要である。

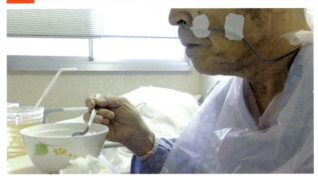

図6 頭部前方突出姿勢での食事（パーキンソン病患者）

●引用文献
1) Hellsing E：Changes in the pharyngeal airway in relation to extension of the head. Eur J Orthod, 11（4）：359-365, 1989.
2) Castell JA, et al.：Effect of head position on the dynamics of the upper esophageal sphincter and pharynx. Dysphagia, 8（1）：1-6, 1993.
3) Hanamoto H, et al.：Both head extension and mouth opening impair the ability to swallow in the supine position. J Oral Rehabil, 41（8）：588-594, 2014.
4) Ertekin C, et al.：The effect of head and neck positions on oropharyngeal swallowing: a clinical and electrophysiologic study. Arch Phys Med Rehabil, 82（9）：1255-1260, 2001.
5) Ekberg O：Posture of the head and pharyngeal swallowing. Acta Radiol Diagn（Stockh）, 27（6）：691-696, 1986.
6) Logemann JA, et al.：The benefit of head rotation on pharyngoesophageal dysphagia. Arch Phys Med Rehabil, 70（10）：767-771, 1989.
7) 日本摂食嚥下リハビリテーション学会医療検討委員会：訓練法のまとめ（2014版）．日摂食嚥下リハ会誌, 18（1）：55-89, 2014.
8) Blum CL：The many faces of forward head posture: the importance of differential diagnosis. Cranio, 37（3）：143-146, 2019.
9) Sheikhhoseini R, et al.：Effectiveness of therapeutic exercise on forward head posture: A systematic review and meta-analysis. J Manipulative Physiol Ther, 41（6）：530-539, 2018.
10) Hanamoto H, et al.：Both head extension and mouth opening impair the ability to swallow in the supine position. J Oral Rehabil, 41（8）：588-594, 2014.
11) Holland T, et al.：A preliminary study of the influence of sagittal plane neck alignment on mylohyoid activity during oropharyngeal swallowing: A surface electromyographic analysis. Cranio, 38（1）：43-49, 2020.

1 総論

姿勢は嚥下にどう影響する？
体幹の問題で生じる嚥下機能

大河内莉花

はじめに

　嚥下機能は，食事を摂取する姿勢と深く関係している．適切な姿勢では安全な嚥下が行われ，不良姿勢では嚥下機能が制限されるというイメージをもつとよい．高齢者の姿勢異常として，円背や体幹の傾斜，側弯が自宅や臨床・介護現場などにおいてよくみられる．日常的に適切な姿勢で嚥下が行えない状態で食事摂取を継続すると，嚥下効率が低下し，結果的に誤嚥のリスクが高まり，誤嚥性肺炎をきたす可能性も考えられる．

　本項では，姿勢異常が嚥下機能に及ぼす影響のメカニズム，および姿勢異常を形成しやすくなる疾患の特性とそれに伴う嚥下障害発生のメカニズムについて解説する．

　本項では，バランスを保持するメカニズムと，それに伴い生じる嚥下障害について解説する．

適切な食事姿勢・食事操作について

　摂食嚥下時の座位姿勢[1]は，左右対称で頸部は軽度屈曲位，胸腰椎が直立位，股・膝・足関節が90°屈曲位で足底が接地する程度の椅子の高さ，また安定した座位姿勢を保持するため，椅子に深く腰掛けることが望ましいとされている（図1）．テーブルの高さも重要であり，臍部の少し上部辺りの高さが理想的である．テーブルが高すぎると，胸腰椎が屈曲位となり円背姿勢を呈しやすい．円背姿勢では肩甲骨が外転方向へと固定され，円滑な手の操作が困難となってしまう．肩甲骨の動きは手の操作に大きく影響するため，適切な食事姿勢が重要である．

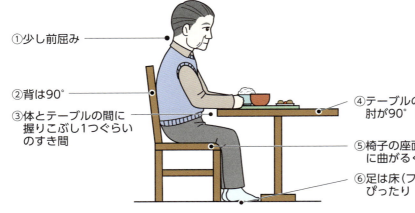

図1 摂食嚥下時の座位姿勢

①少し前屈み
②背は90°
③体とテーブルの間に握りこぶし1つぐらいのすき間
④テーブルの高さは腕を乗せて肘が90°に曲がるくらい
⑤椅子の座面の高さは膝が90°に曲がるくらい
⑥足は床（フットステップ）にぴったり

姿勢異常と嚥下機能障害

　嚥下は，重力環境下において上位に位置する口腔，咽頭，喉頭により行われる。これらは適切な位置にある場合に正常な機能をなすことから，姿勢の状態は嚥下機能に影響することが多い。背臥位で水を飲む際などに，飲み込みのしにくさを感じると思うが，これがまさに姿勢の変化による嚥下機能の変化である。咀嚼に関しても，体幹・頭頚部は正中位条件のほうが咀嚼効率がよいと原口ら[2]が報告しているように，姿勢異常は嚥下運動に関与する咽頭や喉頭の運動のみならず，下顎の位置変化に伴う咀嚼や舌運動などの口腔期の活動も障害する。

　また嚥下には，顎関節の運動によって食塊形成を行う咀嚼機能と，下顎と舌骨につながる「舌骨上筋群」，舌骨と胸骨・肩甲骨につながる「舌骨下筋群」，嚥下時に舌を口蓋に押し付ける「舌圧」が関与している。これらは姿勢に影響を受けやすく，1つでも破綻してしまうと誤嚥のリスクが増加してしまう。

　上記の姿勢異常と嚥下機能障害との関連について，高齢者の姿勢としてよくみられる，円背，傾斜，側弯の3つの姿勢を中心に解説する。

円背が及ぼす嚥下機能障害

　円背の原因として，加齢による筋力低下や骨粗鬆症，脊椎圧迫骨折，椎間板の損傷などが挙げられる。谷本ら[3]は，体幹部の筋力は中年期ごろまで緩やかに上昇した後減少を示したと報告しており，加齢とともに筋力は低下することが示された。

円背を形成する筋活動の低下

　ヒトが円背にならないよう脊柱を伸展位に保持するためには，重力に抗する筋活動が必要となる。この動作には，バランスを保持する機能が必須であり，正中を保持しながら自由に体幹を高い位置に置く必要がある。しかし骨関節，骨格筋活動のみでなく，中枢神経系の障害などにより身体の運動障害が出現し，体幹の位置を重力に抗することが困難になる患者も多く，このような患者は体幹の正中を維持し，垂直位を取ることが困難となるため，重心を低い位置に下げる活動で安全性を確保している。この場合にも円背が生じ，骨盤の後傾が連動して出現してしまう。重力に負けた状態で骨盤が後傾すると，運動連鎖として脊柱の円背（胸腰椎屈曲），頚部過伸展が生じ嚥下に必要な咽頭・喉頭・口腔の構造変化を誘発することにつながる。骨盤の位置変化は，運動連鎖によって胸郭そのものも下方に変位させることから，重心が低い位置に下がってしまう。

円背に伴う舌運動の抑制

　嚥下筋として重要な役割を果たす舌骨下筋は，舌骨と胸骨，肩甲骨を連結しており，嚥下時に挙上した甲状軟骨，舌骨を下制させる役割を果たしている。また，喉頭挙上を行う際も，舌骨上筋の活動に対して遠心性に収縮することで協調的な嚥下運動が可能になっている。それゆえ，胸郭そのものも下方に偏位させる骨盤の後傾，円背姿勢は舌骨下筋を下方に牽引する作用に変容してしまい，舌骨上筋による舌骨，喉頭の挙上に対してその運動を抑制[4]するような働きとなる（図2）。また，舌圧に関しても，舌骨が下方に牽引され

ることで舌の位置そのものも後方に引かれることになり，挺舌距離などが抑制され，硬口蓋に押し付けるモーメントアームが減少してしまう。このようなことから，姿勢の異常は，舌運動に対する可動性を制限し効果的な舌運動も抑制することにつながるといえる。

円背により生じる食道裂孔ヘルニア

また，円背に伴う骨盤後傾により食道裂孔ヘルニアを誘発することがある。円背の影響により，食道裂孔の下部食道括約筋の弛緩や腹圧上昇を生じ，本来であれば横隔膜の下に位置すべき胃の一部が横隔膜の上部に押し出されてしまう。この食道裂孔ヘルニアにより，胃酸が食道に逆流しやすい状態になっており，胸やけや呑酸などが症状として出現し食欲不振へとつながる。摂食嚥下障害は，姿勢の影響により嚥下機能を低下させるだけではなく，上部消化管の機能にも影響を及ぼす可能性がある点について理解することが重要である。

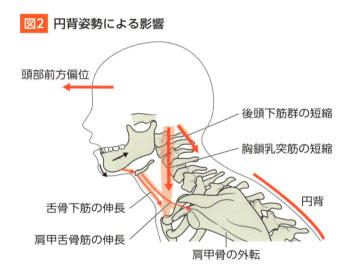

図2 円背姿勢による影響

傾斜が及ぼす嚥下機能障害

姿勢が崩れる原因

ヒトの活動の大半は体幹を正中位に保持した状態で行われている。摂食嚥下においても同様であり，適切な姿勢は，体幹を正中位に保持し食物の移送に重力を有利に働かせることで成し得ている。この機構をより効率よく働かせるために，嚥下にかかわる運動器官は構成されている。多くの患者は姿勢保持機能が破綻し，側方に傾斜した姿勢を呈するため，効率のよい嚥下機構から逸脱した状態を形成し嚥下困難感，誤嚥症状を示すと考えられる。側方に傾斜する原因は，重力に対して打ち勝つように伸展性を保持している体幹筋の筋力低下など構築学的な問題が主であるが，パーキンソン病で出現するPisa徴候や脳卒中片麻痺などのバランス障害でも体幹の傾斜を生じることが多い（図3）。バランス障害のほかにも，筋緊張異常や感覚障害，半側空間無視などを代表とする高次脳機能障害などによって体幹が傾斜することで正中位を保持することが困難となり，適切な食事姿勢の確保が制限される。また，正中位へ立ち直ることができず，傾斜した姿勢では，バランスを保持しようと頸部筋の筋緊張が亢進してしまうため，嚥下機能低下を招き努力的な嚥下となりやすい。

傾斜が嚥下障害を起こすメカニズム

健常成人における水嚥下での咽頭通過時間は平均0.59秒と報告[5]されているが，これは適切な姿勢保持の条件で示される結果である。体幹の傾斜に加えて頸部の立ち直り反応がみられない場合，嚥下活動時間の指標である舌骨上筋群の活動持続時間は，舌骨上筋群が伸張されたことにより有意に延長したと報告されている[6]ことなどから，体幹の側方への傾斜は嚥下活動の円滑性を制限する因子となる。体幹の傾斜や頸部の立ち直りが消失すると咽頭も傾斜し，頭頸部の垂直条件と比較して食塊にかかる食道方向への力が減弱すること，また上顎前歯への舌尖固定が減弱し咽頭へ移送する力が減弱すること，重心が側方に移動することで支点に対する作用点の距離が拡大し，喉頭挙上運動を行う舌骨上筋の負荷が増加すること，喉頭挙上が正常に行われないことで食道入口部の開大が不十分となり，食塊が気管へ侵入するリスクが高まってしまうなど，多くの要因が混在することで嚥下の作用が減弱する。

また，食塊の移送効率という視点から考えると，正常の嚥下時には喉頭蓋の屈曲が生じることで，食塊は喉頭蓋谷の両側に分かれて移送されるという特徴がある。体幹の側方傾斜は咽頭，喉頭をも傾斜させることになり，左右に分配されて移送されるべき食塊は重力の影響を受けて下側（体幹が傾斜した側）の食道入口部に優位に移送されることになる。この空間は決して広いものではなく，狭いルートであるが上側（体幹が傾斜した反対側）の食塊も混入してくることで通常と比較して倍の食塊が移送されてくることになりうる。そもそも，傾斜条件により舌骨上筋には過剰な負荷が加わることで作用効率を失っているなか，多くの食塊を移送するだけの余力は限られている。

側方に体幹が傾斜する条件は，嚥下の効率性，安全性，安定性という側面からは逸脱した姿勢であり，この異常な姿勢のままで食事を提供することはきわめて危険な環境である。

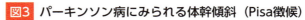

図3 パーキンソン病にみられる体幹傾斜（Pisa徴候）

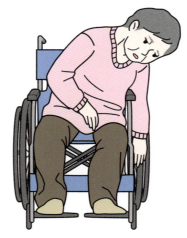

側弯が及ぼす嚥下機能障害

側弯症は，体幹筋の筋力低下などにより重力に抗して脊柱を伸展方向に維持できなくなり，体幹や肩甲帯，頭頸部などの自重を支持できなくなった結果，下方に偏位することで

生じる場合が多い。先天性や外傷などに伴う場合も認められるが，多くは前者の要因により姿勢の異常が発生する。これには加齢が大きく影響し，骨盤や頚部のアライメントにも異常が生じた結果，嚥下機能の低下だけでなく活動性の低下や呼吸機能障害などを引き起こす要因となる。脊柱に側弯を生じる場所や方向には個別性があるが，左凸の側弯（Cカーブ）を呈する場合においては，本来は鋭角に存在しているべきHis角が拡大し，加えて食道も拡大するため，胃の内容物が逆流してしまう恐れがある（図4）。このとき，胃の位置は左側へ移動し，それに伴い食道と噴門も左側へ牽引される形となるため，本来であれば胃の内容物が逆流しないよう逆止弁の作用がある下部食道括約筋は噴門を閉じようと収縮しているが，胃と食道が左側へ引っ張られることによってこの機構が破綻し，下部食道括約筋は弛緩してしまう。構造が変化することで生じるHis角の拡大は，胃食道逆流を誘発し，胃液などの胃内容物の嘔吐に伴う誤嚥を誘発する。このような胃食道逆流に伴う肺炎は重篤化しやすく（Mendelson症候群），肺に胃液が吸引されることで急激に発症する。胃酸による肺組織障害により少量の誤嚥でも重症肺炎となりやすいため，全身の姿勢観察を行うことが重要である。

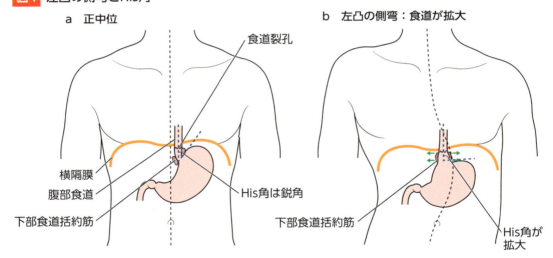

図4 左凸の側弯とHis角
a　正中位
b　左凸の側弯：食道が拡大

まとめ

　円滑な嚥下機能を発揮するためには，安定した嚥下機能に適した正しい姿勢で食事を摂ることが重要である。しかし，田上ら[8]は，骨盤帯の後傾などの姿勢の変化が嚥下機能に影響を及ぼすことを報告しており，摂食時の姿勢設定を考えるうえで，頚部・体幹・骨盤帯・四肢の相互作用を捉えて選択するべきだと述べている。姿勢異常が嚥下機能に影響を及ぼすことから，安定した嚥下を発揮するためには，嚥下に適した正しい姿勢が重要となる。

　本項では体幹の姿勢異常とそれに伴う嚥下障害について解説した。本項の内容と併せて，次項の「バランス障害と嚥下障害の関係」についてもぜひ学習してほしい。

●引用文献

1) 高田靖子：摂食嚥下とシーティング．総合ケア，16（12）：39-41，2006．
2) 原口裕希，山村千絵：健常者の体幹および頭頸部の姿勢変化が咀嚼の効率に及ぼす影響．理学療法科学，27（2）：171-175，2012．
3) 谷本芳美，ほか：日本人筋肉量の加齢による特徴．日本老年医学会雑誌，47（1）：52-57，2010．
4) 森若文雄 監，内田　学 編：姿勢から介入する摂食嚥下－脳卒中患者のリハビリテーション，p.92-93，メジカルビュー社，2017．
5) 小宮山荘太郎，ほか：咽頭の生理と病態機能からみた特徴．日気食会報，42（2）：111-115，1991．
6) 横井輝夫，ほか：頚部の立ち直りが嚥下動態に及ぼす影響についての基礎的研究―表面筋電図を用いて―．理学療法科学，24（6）：833-835，2009．
7) 森若文雄 監，内田　学 編：姿勢から介入する摂食嚥下－脳卒中患者のリハビリテーション，p.94，メジカルビュー社，2017．
8) 田上裕記，ほか：姿勢の変化が嚥下機能に及ぼす影響－頚部・体幹・下肢の姿勢設定における嚥下機能の変化－．日摂食嚥下リハ会誌，12（3）：207-213，2008．

I 総論

姿勢は嚥下にどう影響する？
バランス障害で生じる嚥下障害

動画

真鍋祐汰

はじめに

　摂食嚥下機能は，重力環境下において頭頸部や体幹を正中位に保たれた状態で十分な機能を発揮する。重力が常に加わっている条件下において，われわれの身体には全身を屈曲方向（円背姿勢，膝・股関節屈曲位）に誘導するような外力が加わっている▶5-1。この環境のなかで，人体は常に重力に抗して伸展運動を維持する活動が備わっており，なおかつ正中に保持するような機構が存在することにより，適切な姿勢を保持できる（図1）。姿勢が崩れてしまう患者は，この機構のどれかが障害されており，多くはバランス障害を示している。

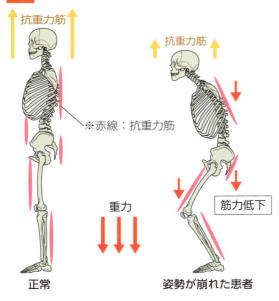

図1 重力環境下における姿勢保持

　本項では，バランスを保持するメカニズムと，それに伴い生じる嚥下障害について解説する。

バランスの定義

　摂食嚥下は，身体（頸部・体幹・骨盤帯）が起きて良好な姿勢バランスを保てていることにより，広い視野の確保・十分な咀嚼・円滑な咽頭通過を得ることができる。
　姿勢バランスとは，Bergにより「支持基底面に対して身体質量を制御する能力[1]」と定

義されている。この解釈のなかでは，バランスは神経学的な身体の傾きや回転などに対する対応のみを示していた。その後，内山が，バランスは「重力をはじめとする環境に対する生体の情報処理機能の帰結・現象をさす。支持基底面に重心を投影するために必要な平衡に関わる神経機構に加えて，骨のアライメント，関節の機能状態，筋力なども含まれる」[2]と定義した。

バランスの要素

①身体重心

静止立位では重心位置は第二仙椎（S2）の高さにあり，成人男性では床面から56％，成人女性では55％の高さに位置する。立位よりも座位のほうが相対的に身体重心位置は低くなる（図2）。

②支持基底面

支持基底面は，重力環境下における身体と外部環境の接触面を示しており，立位では，両側の足底周囲を囲む面と床の関係となる。座位の場合の「支持基底面」は，足底から骨盤（坐骨結節），もしくは背もたれを囲む面となるため，外部環境に接点をもつ範囲が増加し，その結果支持基底面は広くなる（図3）。臥位や座位など，支持基底面が広い姿勢は，

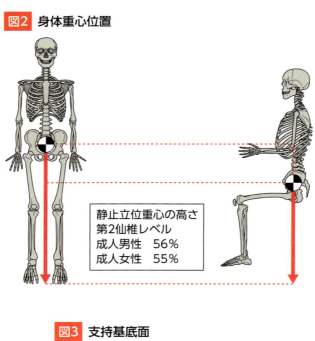

図2 身体重心位置

静止立位重心の高さ
第2仙椎レベル
成人男性　56％
成人女性　55％

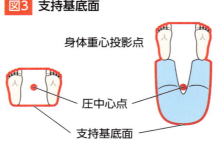

図3 支持基底面

身体重心投影点
圧中心点
支持基底面

姿勢保持のための安定性が良好となり，バランスを保持するために有利な環境となる。同じ座位姿勢でも，椅子の背もたれに背中を接触させた座位よりも，脊柱を伸展させた端坐位（背中が接触していない座位）は，支持基底面が減少することにより，バランスを保持するうえでは不安定な姿勢となる 5-2。

③圧中心

圧の中心点とは，重心から床面に向かって下ろした垂直線と支持基底面が交わる点である。静止した姿勢では，「支持基底面」の中に「圧の中心点」が静的に収まっている（図3）。一方で，動的な場面では，身体運動に合わせて支持基底面が変動するが，常に圧中心は支持基底面の中に収まるように制御されている。圧中心が支持基底面から逸脱する場合，バランスを保持することが困難となり，転倒，転落などを引き起こすこととなる。

バランスの制御

バランスの制御においては，固有感覚からの情報入力（視覚，前庭系，固有受容）→感覚統合（高次脳機能，小脳調節機能，姿勢反射，平衡バランス，運動学習）→出力（関節構造，筋力，協調性）と複数の要素が組み合わさることによりバランス能力が発揮される（図4）。また，摂食嚥下の場面では，自己摂取の場合，随意的な頭頸部・上肢・体幹の運動を伴い，目的に合わせた支持基底面内での重心のコントロールが要求される。このような点から，上肢や頭頸部の運動には，バランス機能が発揮されていなければならない。安全で安定した座位姿勢を保持できると，摂食嚥下機能も効果的に発揮されやすい[3]。

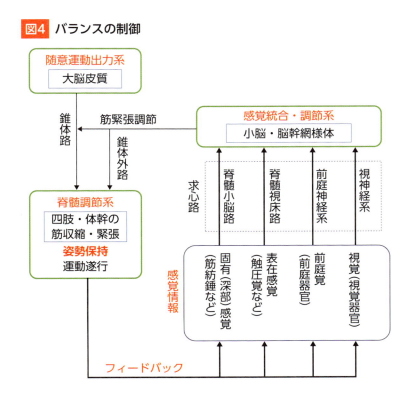

図4 バランスの制御

バランス障害を引き起こす症状・疾患

　バランス障害を引き起こす代表的な症状・疾患としては，関節可動域の制限，筋力低下，脳血管障害，パーキンソン病があげられる。

筋力・関節可動域の低下

　筋力・関節可動域の低下が原因となるのは，視覚・前庭からの情報や表在・深部感覚の障害がない場合である。そのため，頚部や体幹が正中より逸脱したことを認知するのは可能である。しかし，逸脱したことを感知できても，正中で保持したり，支持基底面から重心がはずれそうになった際に身体をコントロールし再度重心を支持基底面内に戻したりすることが難しい状態である。

脳血管障害

　脳血管障害では，障害部位により現れる症状はさまざまではあるが，視野の欠損，表在・深部感覚の低下・消失，高次脳機能障害（半側空間無視や身体失認）によるボディイメージの障害，運動麻痺による筋緊張異常などが起こる。片麻痺を呈することが多いことから，健側と患側とで運動パフォーマンス，感覚情報の処理などに左右差が生じる場合が多く，身体を正中位に保持することが物理的に困難となりやすい。これらの症状により，正中から逸脱した場合でも身体の傾斜を認知することができない。また，筋緊張の低下により，麻痺側上肢，肩甲帯の重さや腹壁の筋トーヌスの低下からバランスを保持することが困難となり，体幹の傾斜が引き起こされる。

パーキンソン病

　パーキンソン病では，4大徴候である①安静時振戦，②強剛，③無動，④姿勢反射障害の症状が特徴的である。強剛や無動は，日々の活動量の低下や筋緊張異常を引き起こし，その結果として筋力・関節可動域の低下を生じさせる。姿勢反射障害では，身体の傾斜に対する立ち直り反応が阻害され，正中の認識の有無にかかわらず，頚部・体幹が傾斜した場合，そこから正中へ姿勢を戻すことができない状態である。Pisa徴候などが代表的な障害であるが，正中軸そのものが正常と逸脱する姿勢反射障害を示すこと，また，構築学的にも，強剛に支配された骨格筋の運動障害が出現することなどによりバランスが崩れることが多い疾患である。

バランス障害と嚥下障害

　摂食嚥下を円滑かつ安全に遂行するためには，体幹，頭頚部の位置が適切な姿勢を保持することが要求される。姿勢保持のためには，神経学的，構築学的な機能が常に情報を中枢神経系で処理しながら適切な座位姿勢を維持するが，前述のようなバランス障害の出現により，高い位置に重心を置くことが困難になったり，正中に近い安定域に重心を保持す

ることが困難となることにより脊柱円背，側方への傾斜，側弯を呈したりするなど，構造的な変化が生じ嚥下困難感が生じる。構造的な変化を引き起こす背景にあるものは，バランス機能の障害であることが多いことから，姿勢が崩れてしまう患者を観察する場合は，現象だけに視点を置くのではなく，「どの機構が制限された結果の異常姿勢であるか」などの評価が必須となる。

まとめ

　日常の臨床場面，食事場面を振り返ってみると，バランスが悪く正中位を保持できない患者が多く存在していることは容易に想像できる。そのような患者の障害に対する理学療法や作業療法の介入では，運動水準としてバランス障害を捉え，座れるようになるという機能回復を目的とした介入がなされていると思われる。もちろん，バランスを保持できるようになるという効果を示すことは重要であるが，最も重要なのは，バランス能力と摂食嚥下機能が密接な関係性を示しているという価値観を把握しておくことである。バランス能力が低下し，姿勢保持が困難になってきているという現象が観察された際には，どちらか一方の評価では有効な効果が得られにくいため，嚥下機能も合わせて評価を行う。常に両面を一体化させた状態で観察し，摂食嚥下機能を行動水準として評価する必要がある。

●引用文献
1）Berg K：Measuring balance in the elderly: preliminary development of an instrument. Physiotherapy Canada, 41（6）：304-311，1989.
2）内山　靖：姿勢調節障害の理学療法 総論. 姿勢調節障害の理学療法，2-41，医歯薬出版，2004.
3）若尾　勝，ほか：座位能力，摂食嚥下機能および尿失禁の関連性についての検討. 理療科，29：377-381，2014.

I 総論

姿勢が崩れるメカニズム

森 憲一

食事姿勢に影響を与える背臥位の呼吸様式

　加齢に伴い就寝中の口腔・咽頭の緊張が低くなると，疾病の有無にかかわらず，上気道が閉塞し，いびきが発生する確率が高くなる。特に背臥位姿勢では，重力の影響により舌根沈下が生じることが知られている。脳梗塞に代表される中枢神経疾患における急性期では，口腔・咽頭の低緊張が顕著にみられ，下顎自体が沈下し気道閉塞を招く[1,2]（図1）。

図1 下顎骨の下制
脳幹梗塞急性期。下顎骨を下から挙上させると元のアライメントに戻るが，手を離すと重力により2横指下顎が下制する症例。

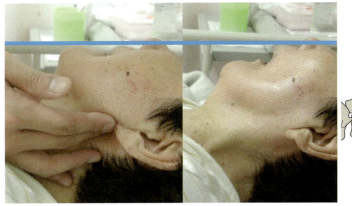
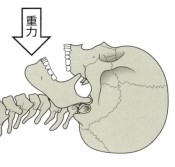

　気道閉塞が生じると，斜角筋や胸鎖乳突筋などの呼吸補助筋が動員され，換気を確保するための生存活動が継続される。斜角筋は，頚椎横突起から第1および第2肋骨に付着する。胸鎖乳突筋は，側頭骨乳様突起から鎖骨・胸骨頭に付着する（図2）。これらの筋群の収縮は頭部を伸展し，胸郭（鎖骨・肋骨・胸骨）を挙上させ腰椎前弯が惹起される[2]（図3b）。頭部が伸展されると，咽頭と気道が一直線となる気道確保・air wayの姿勢となり，誤嚥しやすい姿勢が構築される（図3c）。

　胸郭挙上に伴う過度の**腰椎前弯**は，姿勢保持に重要な**腹圧の上昇**を障害し，さらには咳嗽やむせにより異物を喀出する機能を低下させる。また胸鎖乳突筋は胸郭を挙上させるほか，頭部も伸展させる。この活動は，吸気のたびに頭部でベッドを押し付ける活動となる。これらを繰り返すことにより，寝返りの際に頭頚部の伸展で頭を押し付ける伸展パターンが構築される。伸展パターンの構築は，座位姿勢を保持した際に体幹を後方へ倒す，もしくは背もたれに背中を押し付け座面が前方へ滑る不良姿勢の原因となる（図4）。これらは中枢神経障害があれば顕著であるが，明確な既往歴がない場合でも出現する問題である。

図2 斜角筋と胸鎖乳突筋

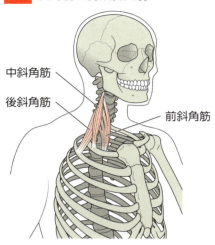
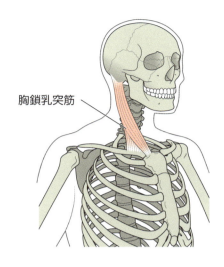

図3 呼吸補助筋によるアライメントの変化

a　正常なアライメント

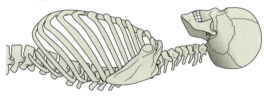

b　胸郭が挙上し，腰椎前弯が惹起された姿勢

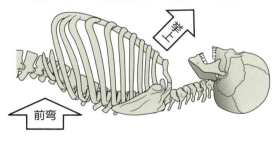

c　頭部が伸展し，誤嚥しやすいアライメントとなった姿勢

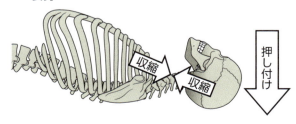

図4 不良姿勢

背もたれを過剰に押し付け，座面が前方へずり落ちた不良姿勢。

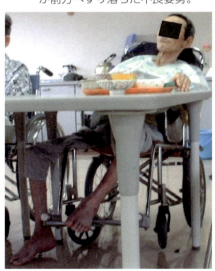

体幹伸展位保持に必要な3要素とその問題

　食事をとる際に選択される座位姿勢においては，体幹を伸展位に保持することが求められる。この体幹伸展制御に必要な機構は，臨床的観点から以下の3つの構成要素に分類できる。

脊柱起立筋群

　脊柱起立筋群は椎骨から椎骨または腸骨・仙骨・肋骨・後頭骨に付着し，強力な体幹伸展筋力を発生させるという利点がある。しかし過剰な収縮が起こると，椎間を圧縮し体幹回旋を伴う運動を阻害するという欠点がある（図5a）。

僧帽筋・広背筋

　僧帽筋は，後頭骨・椎骨から肩甲骨・鎖骨に付着する。広背筋は，椎骨・仙骨・腸骨・肋骨・肩甲骨から上腕骨に付着する。これらは上肢と体幹の協調した運動に関与するという利点があるが，過剰な収縮により，脊柱起立筋群と同様に椎間を圧縮して体幹回旋運動を阻害し，さらに上肢帯の運動を制限するという欠点がある（図5b）。

腹圧上昇

　腹横筋・内外腹斜筋・外腹斜筋の働きにより腹圧が上昇し，脊柱を前方から後方へ押し上げ，上半身中心を押し上げる作用である。前述の2つと異なり，脊柱を圧縮せず回旋を可能とするという利点がある。しかし，腹部は骨で囲まれている領域が少ないため，コントロールが難しいという欠点がある（図5c）。

　これら3つの構成要素は，課題や環境によりバランスよく貢献する割合を変化させている（図5左下円グラフ）。

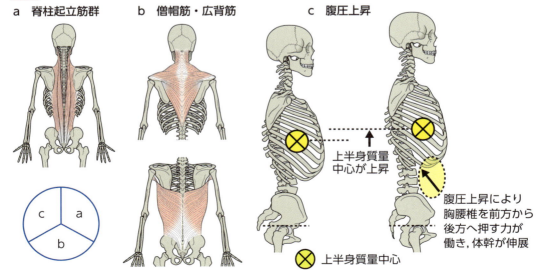

図5　体幹伸展位保持に必要な3要素
a　脊柱起立筋群　　b　僧帽筋・広背筋　　c　腹圧上昇

特に腹圧上昇は重要であり，姿勢保持により体幹を伸展する以外に，誤嚥によりむせが生じた場合に腹圧を上昇させ横隔膜を押し上げることで，異物を効果的に喀出する。しかし，前述の呼吸の問題に伴う胸郭挙上は，腰椎前弯姿勢を助長し腹圧上昇を障害する（図6）。これらは，安全な食事姿勢の問題を招く。また腹圧上昇が機能しない場合，姿勢制御に脊柱起立筋（図5a）や僧帽筋・広背筋（図5b）が過度に動員される。脊柱起立筋の過活動は，頭頚部が伸展位となり誤嚥しやすい気道確保・air wayの姿勢や，前述の背もたれを押し付ける不良姿勢をさらに助長する。また，食事には自由な上肢活動が必須であるが，過度に僧帽筋・広背筋が活動した場合，上肢の動きを制限する問題が生じる。

図6　腹圧による姿勢変化

a　腹圧の上昇が得られている状態　　b　腰椎の前弯により効率的な腹圧上昇が得られていない状態

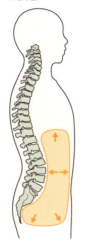
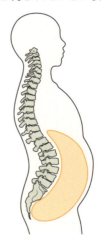

円背のメカニズム

　高齢者では胸椎後弯が増強，その代償として腰椎前弯が減少し頚椎前弯が増強する，いわゆる円背を呈する[3]。この姿勢は，頚部が相対的に伸展するためair wayの姿勢となり，誤嚥のリスクが高くなる。

　ヒト以外の脊椎動物は，重力に対し椎骨が横方向に整列し，重力環境下では，椎骨の配列を保つために筋活動が必要となる（図7a）。しかしヒトは特殊であり，椎骨が縦方向に並び体重を受ける配列である[4]。縦に積み上げた積み木をイメージすると理解しやすい。1つ1つが真下に配置されなくても，限りなく少ない筋活動で配列を保つことができる（図7b）。

　実際の活動において，支持の主役は骨となる。縦に並んだ椎骨を筋活動により支えているのではなく，筋活動を用いて椎骨の上に椎骨を乗せる制御を行っている。生理的に脊柱が弯曲するいわゆる良姿勢と比較し，円背姿勢では，姿勢保持により多くの筋活動が必要となる（図7c）。そのため，「円背の原因は筋力低下であり，筋力の回復により改善する」というメカニズムには矛盾が生じる。

骨格筋は疲労や痛みが生じた場合，当該筋を伸長位にする。寝違えや腰痛などでは患部を引き伸ばした特徴的な姿勢を呈する[5]。ストレッチ効果と同様に，この伸長肢位は循環を改善し，疲労および疼痛物質の移動を促進する代償姿勢と考えられる。

　胸椎は後弯し，重心線が椎骨の前方を通る。そのため重力環境下において，胸椎には常に屈曲する力が加わり，伸展位を維持するための筋活動が必要となる。当該部位の脊柱起立筋が疲労した場合，代償的な伸長肢位となり，これらが円背の原因の1つであると考える。また，前述の体幹伸展保持に必要な3要素のうち，腹圧上昇が不足する場合には，脊柱起立筋の疲労は助長され，姿勢の崩れが増悪する。

図7　椎骨の配列と筋活動

a　横方向の椎骨配列

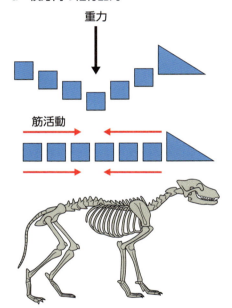

姿勢を保つための筋活動が必要である。

b　縦方向の椎骨

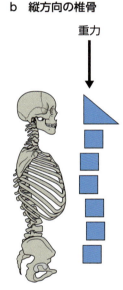

わずかな弯曲配列では少ない筋活動で姿勢を保つことができる。

c　円背姿勢

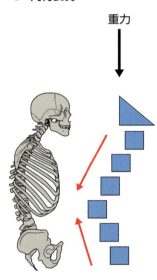

椎体の配列を維持するために多くの筋活動が必要である。

おわりに

　本項では食事姿勢が崩れるメカニズムについて解説した。これらの改善には，就寝姿勢の管理・調整から検討する必要がある。特に背臥位姿勢では，唾液が咽頭に流入し誤嚥のリスクも高いため，慎重な選択が必要と考える。また，頭頸部・上肢が自由に活動できる姿勢戦略の改善およびむせや咳嗽などで効果的に喀出できる呼吸様式を維持するため，腹圧の上昇を視野に入れた治療アプローチが必要である[6]。

●引用文献

1) 森　憲一：脳血管疾患・神経筋疾患のリハビリテーション．Crosslink basicリハビリテーション医学，p.149-159，メジカルビュー社，2021.
2) 森　憲一：嚥下障害に対する理学療法．理学療法ジャーナル，50（1）：47-49，2016.
3) 高井逸史，ほか：加齢による姿勢変化と姿勢制御．日本生理人類学会誌，6（2）：41-46，2001.
4) 犬塚則久：脊柱と椎骨の形態学．脊髄外科，28（3）：239-245，2014.
5) 小林紘二：筋性疼痛の運動学的観察．筋性疼痛症候の臨床観察（上巻），9-36，MT-MPS勉強会，2017.
6) 森　憲一：摂食嚥下障害に対するリハビリテーション．理学療法京都，50：38-42，2021.

実際の介入症例

11 実際の介入症例

脳卒中片麻痺（軽症例）

姿勢崩れレベル ★☆☆☆☆

動画

内田　学

症例の概要

　70歳代前半，男性。6年前に左中大脳動脈領域に広範な脳梗塞を発症。保存療法を実施し，回復期リハビリテーション病院を経て，現在は特別養護老人ホームに入所中。上下肢に運動麻痺を認め，随意性は低い。基本的動作能力は，寝返り，起き上がり，移乗は軽度介助により可能。食事においては，車椅子上で姿勢が崩れてしまい，時折むせ込みが生じている。

😞 Before　この姿勢のどこがダメ？

正面姿勢
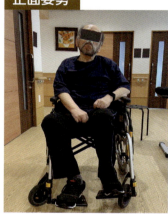

側面姿勢
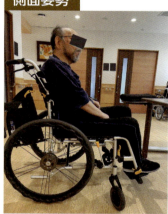

食事の様子　 6-1
 6-2
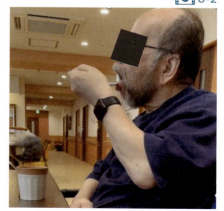

見るべきポイントは？

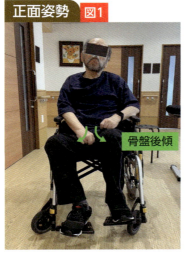

正面姿勢 図1

骨盤後傾

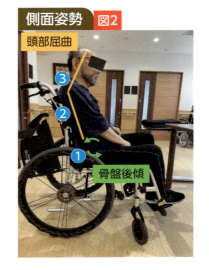

側面姿勢 図2

頭部屈曲

骨盤後傾

 ここをチェック！

❶車椅子上では骨盤を引いた座位姿勢の保持が困難で，前ずりが目立つ。
❷体幹がバックサポートに寄りかかった状態になっている。
❸頸部の前屈が増強されている。

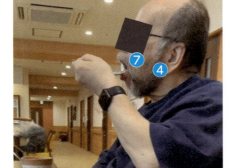

食事の様子 図3

 動画はここをチェック！

❹食事操作では，頸部の過剰な前屈が目立つことから取り込みが困難である。
❺健側の上肢でスプーンを用いた摂食操作を行う。体幹が後方に引かれているため，頸部を過剰に前屈することで口腔に取り込むような動作になってしまう。
❻口腔に取り込む際にも，口腔・顔面に過剰な筋緊張が生じている。
❼頸部が前屈しているため，顎関節の運動制限が生じ，開口が制限されている。

Ⅱ 実際の介入症例／脳卒中片麻痺（軽症例）

解決方法はこちら！

実際の介入 どう立て直す？

姿勢，食事環境 立て直しプラン

●骨盤の後傾の修正
　骨盤が前ずりしてしまう原因は，脳卒中片麻痺による運動障害，感覚障害，バランス能力の低下である。重力環境下では支持することが困難な状態であることから，徐々に下方に下がってくる。このときの座面は，支持基底面積を少しでも広く確保するために後傾位を代償的にとっている状態と考えられる。プランとしては，後傾した骨盤を適切な位置に保持することを念頭に置く。

●体幹・頚部の姿勢の修正
　体幹・頚部の異常姿勢は，骨盤の後傾に伴い連動的に発生した結果である。骨盤の後傾が改善することにより，改善が想定される。

🚫 禁忌事項，気をつけること

骨盤の角度を調整することで，二次的な課題が生じる場合もある

・仙骨部に褥瘡がある場合などは，局所的な圧迫が増強する可能性があるため注意が必要である。
・坐骨結節と仙骨を起こすことにより，骨盤の位置が前方に滑っていく場合（後傾が増強される場合）は姿勢立て直しプランが無効となる。
・ウェッジの厚みが大きくなると，骨盤の前傾に伴い体幹が前方に傾斜することがある。骨盤を起こす角度は，体幹が適切な伸展位を確保できているかどうかもチェックしたうえで設定する。

図4　座面へのバスタオルの設置　6-3

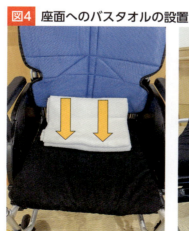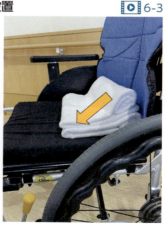

後傾している骨盤をサポートするために，座面の後方にウェッジ状に折ったバスタオルを設置し，後方に傾斜する骨盤を物理的に支持する。これにより，適切な位置に保持することが可能となる。

座面に設置するウェッジタオルの組み立て方

図5 ウェッジタオルの形状

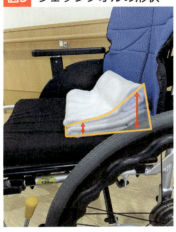
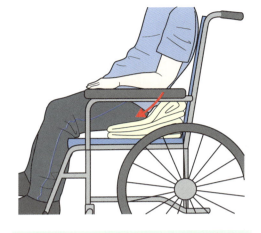

殿部の形は船底型になっているという特徴がある。円形に近い形状であることから、ウェッジ状に折るバスタオルの厚みは、後方を厚くし、前方に行くにしたがって薄くなるように成形する。

ウェッジタオルの厚みが高すぎると、かえって骨盤を前方に滑らせる外力になってしまう。結果的に、前ずりを助長し、そのまま滑落することにもつながる。設置後は、必ず矢状面（横）から全身を観察して、適切な位置に整っていることを確認する。

図6 ウェッジタオルの作り方　6-4

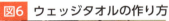
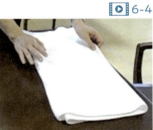
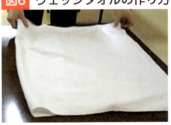
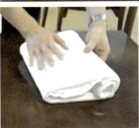
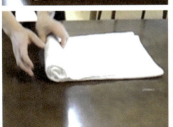

①バスタオルを4つ折りにし、端のほうからロール状に丸める。
②3回転させた状態で、残りは半分に折り返す。
③ウェッジ状のタオルができる。

介入の結果をチェック！

II 実際の介入症例／脳卒中片麻痺（軽症例）

51

😊 After ✨ どう変わった？

正面姿勢

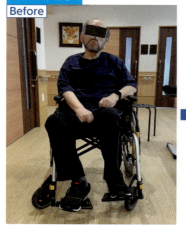
Before

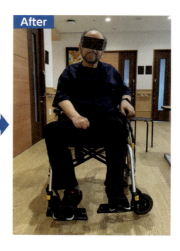
After

- 骨盤の後傾が解消され，体幹を正中位に保持することが可能となった。
- 体幹が伸展位を保持できており，胸を張ったような姿勢に変化している。
- 下顎が後方に引けている。

側面姿勢

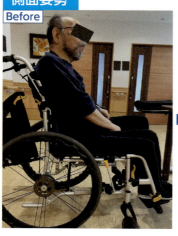
Before

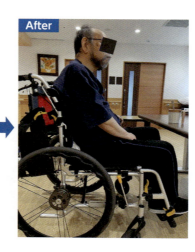
After

- ウェッジに骨盤が乗ったことにより，骨盤を適切な位置に保持できている。
- バックサポートに寄りかかっていた脊柱も，垂直位を保持することが可能となった。
- 頚部の過剰な前屈が解消し，リラックスした姿勢を保持できるようになった。

食事の様子

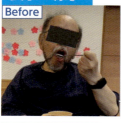
Before

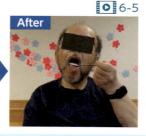
After　6-5

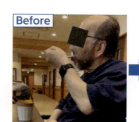
Before

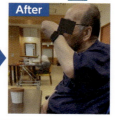
After　6-6

- スプーンの操作が円滑になり，効率よく食べられるようになった。
- 骨盤の後傾が改善したことにより，体幹の伸展位保持が可能となった。スプーンに口腔を近づけやすくなり，過剰な頚部の代償が見られなくなった（自然な口腔への取り込みが可能となった）。
- 開口量が改善し，口腔への取り込みが改善した。

まとめ

●脳卒中片麻痺患者には，運動と感覚の障害がみられる。「動きにくい」「感覚がわからない」という障害であるため，体幹を正中に保持することが困難になりやすい。一般的にはバランスの障害と捉えられ，座位姿勢の保持も困難となりやすい。

●車椅子に座っている状態とはいえ，頭部は起こされた状態であり，患者は適切な姿勢を保持することに恐怖感を感じる。

●片麻痺患者が随意的に動かしたり感じたりできるのは一側の上下肢，体幹に限局される傾向があることから，姿勢を整える際に自由度が低く不安定性を感じるという特徴がある。極端に言うと，常にバランスを崩す危険な姿勢を保持している状態にあるといえる。

●そこで，外発的なウェッジを使用することにより，物理的な安定感が得られ，姿勢の保持が改善した。

●摂食操作そのものにおいても不安定な不良姿勢では操作が困難であり，咀嚼・嚥下にも影響が出ることを理解する必要がある。

II 実際の介入症例

脳卒中片麻痺（中等症例）

姿勢崩れレベル ★★★☆☆

内田　学

症例の概要

　70歳代後半，女性。3年前に脳血管障害（右被殻出血）の診断を受けた。発症後には左片麻痺を呈し，随意的な運動はほとんど認められず，すべての起居動作や基本的動作は全介助で実施されていた▶7-1。

　現在のBrunnstrom stageは，上肢Ⅲ，手指Ⅱ，下肢Ⅲであり，上下肢に痙縮を認め異常な筋緊張が認められた。また，麻痺側上下肢には感覚障害も認められ，触覚，位置覚などの固有感覚も中等度鈍麻であった。在宅復帰を目指して回復期リハビリテーション病院，介護老人保健施設にて集中的にリハビリテーションを実施したが，能力の向上が得られず施設で生活することを選択した。

　座位保持能力は不安定であり，端座位保持においては体幹の支持性が低く，介助がなければ保持することが困難であった▶7-2。日常的な移動には車椅子を用いており，自走能力が欠けていることから全介助にて実施している。

😟 Before　この姿勢のどこがダメ？

正面姿勢
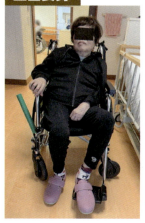

側面姿勢
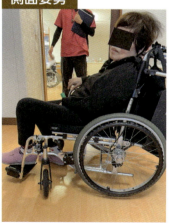

食事の様子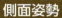
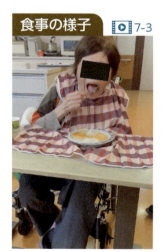

見るべきポイントは？

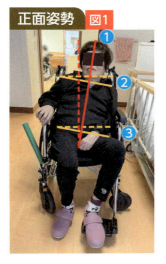

正面姿勢 図1

 ここをチェック！

① 車椅子での座位姿勢は，前額面では非対称性が目立っており，麻痺側方向に傾斜した状態となっている。

② 麻痺側の肩甲帯が下制している。

③ 麻痺側の骨盤が下制している。

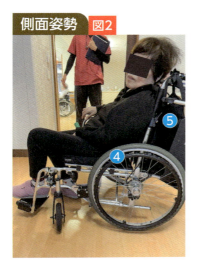

側面姿勢 図2

 ここをチェック！

④ 骨盤が後傾し座面に対して前方に滑っているような仙骨座りを呈している。

⑤ 麻痺側の肩甲帯をバックサポートに押し付けるような体幹の回旋と後傾が目立っている。

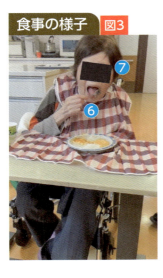

食事の様子 図3

 動画はここをチェック！

⑥ 健側上肢を用いて実施するが，姿勢が崩れていることから肘関節と前腕，手関節の自由度が非常に低く，スプーンの操作などにも大きな制限をきたしている。

⑦ 座位姿勢の不良から，食物を口腔に移送する際も口腔，顔面の緊張性が高く，安楽な摂食嚥下機能からは逸脱した動作になっている。

- 本症例の座位バランス能力は著しく制限されており，自力での座位保持は困難であることから，常に体幹は麻痺側方向に傾斜し正中位の保持が困難である。安定的な座位姿勢の確保には，座面との接点を作る大殿筋のボリュームが左右均等に確保されていなければならないが，本症例の麻痺側下肢の随意性はBrunnstrom stage Ⅲであり緊張性が低下している状態である。随意性が低く，麻痺側の大殿筋の萎縮が顕著となることで座面との接点には左右差が生じている。
- 麻痺側の大殿筋が萎縮していることに加えて，肩甲帯の緊張も低く，重力に抗した姿勢保持が困難である。したがって，骨盤の非対称に加えて麻痺側の肩甲帯の下制もみられる（図1）。
- 座位バランスの不良から重心を高位に置くことが困難である。代償的な反応として，骨盤を後傾させて仙骨座りにすること，および体幹を後方へ傾斜させることにより，重心の位置を低位に置いて安定性を確保している。
- 健側の上肢は座位の不安定性を補うために，常にアームサポートを強く把持している。バランス能力の代償ということもあり，強い力で握りしめる反応が認められる。この代償的な筋収縮により，麻痺側には肩甲帯を内転・挙上させる連合反応が出現し（図4），体幹は常に麻痺側肩甲帯を後方に引く（内転方向）力が働いている（体軸内回旋が生じている）。
- 肩甲帯に出現する内転方向の連合反応は，肩甲骨と舌骨を連結する肩甲舌骨筋を伸張させ，常時舌骨を下方に牽引する作用となることから，嚥下時に生じる舌骨と喉頭の挙上を抑制する力となる。その結果，嚥下の機能性が著しく制限される（図5）。

図4 体軸内回旋を伴う異常な座位姿勢

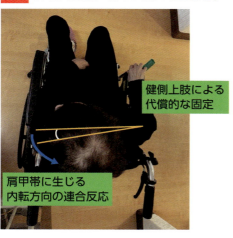

図5 肩甲骨の連合反応が影響する嚥下機能障害

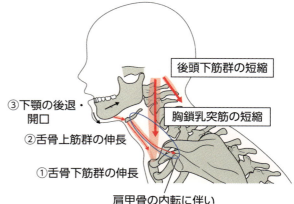

解決方法はこちら！

実際の介入 どう立て直す？

姿勢 立て直しプラン

●**後方に傾斜する体幹を後方からサポートする（図6）**

体幹の後傾，麻痺側肩甲帯の後退を修正するために，座面に敷くクッションをバックサポートに固定し，後方に傾斜する体幹を後方からサポートする▶7-4。クッションの厚みが厚すぎると，逆に不安定性を増強することから，寄りかかった状態で2cm程度の厚みになるような素材を活用する。

●**麻痺側の大殿筋の厚みを補う（図6）**

座面は，麻痺側の大殿筋が萎縮していることにより健側側の座面が高位となっている。この非対称性を解消するために，麻痺側の座面（坐骨結節部から大腿後面にかけて）に長方形に成形したバスタオルを設置し大殿筋の厚みを補う。座位保持の際には，骨盤の位置が床面に対して平行になるように意識したポジショニングを行う▶7-5。

 禁忌事項，気をつけること

骨盤の高さの左右差をなくす

・ポジショニングを行った環境に座る際には，骨盤を可能な限り中間位に位置することを意識することが重要である。
・麻痺側座面に設置するバスタオルの厚みは，実際の大殿筋の厚みと同等にする必要がある。しかし，客観的に大殿筋の厚みを評価することは困難であるため，まずは2cm程度の厚みのバスタオル上に座った状態で左右の骨盤の高さを確認し，麻痺側が下がっていればフェイスタオルなどを追加し，逆に麻痺側が上がっているようであれば厚みを薄くするなどの細かな調整が要求される。
・左右差が生じると，座面に対する圧力が一側に集中することにより褥瘡などを発生させてしまうリスクが生じる。常に，対照的な位置にある点を確認することが重要である。

図6 ポジショニングの実際 ▶7-4 ▶7-5

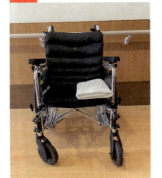 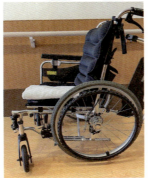

介入の結果をチェック！

😊 After ✨ どう変わった？

正面姿勢

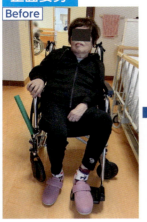
Before

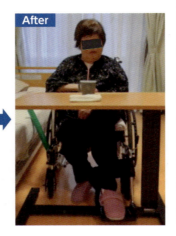
After

- 体幹を正中位に保持することが可能となり，麻痺側方向に傾斜する異常な非対称性は減弱した。
- バスタオルによる麻痺側座面のサポートが骨盤の位置を適正に保持し，対称的な姿勢を取り戻せたことでバランス能力が改善した。健側上肢がアームレストを把持し続ける代償性が減弱したことで，麻痺側の肩甲帯に出現していた内転方向の連合反応が消失した。

側面姿勢

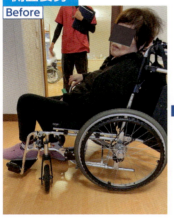
Before

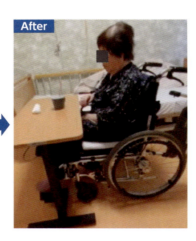
After

- 骨盤の後傾や仙骨座りが減弱し，体幹を垂直位に近い状態で保持できるようになった。

食事の様子 ▶7-6

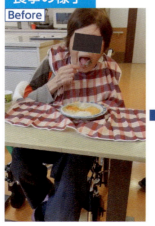
Before

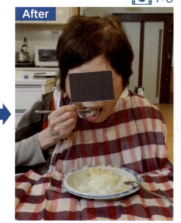
After

- 上肢の円滑な動きが得られ，スプーンを用いた摂食操作にもゆとりが生じた。食物を口腔に移送するための随意的な運動が取り戻され，食事動作における自立度と安全性が改善した。
- 肩甲帯に出現していた連合反応が消失したことで，舌骨を下方に牽引していた肩甲舌骨筋の緊張が減弱した。伸張条件が緩解したことで，嚥下時に生じる舌骨と喉頭の挙上が円滑さを取り戻し，安定的な嚥下の機能が得られた。

嚥下内視鏡検査（VE）で姿勢調整の効果を確認しよう！

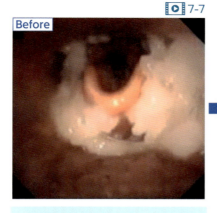
Before ▶7-7

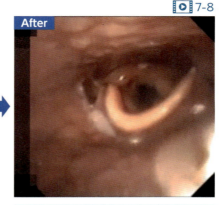
After ▶7-8

- 咀嚼が単調であり，食塊形成が不安定である。
- 嚥下時には喉頭蓋谷，梨状陥凹部に残留が目立ち，追加嚥下でも改善がみられない。
- 嚥下自体は非常に不安定で，誤嚥性肺炎を発症させるリスクが高い。

- 梨状陥凹部に若干の残留は認められるが，追加嚥下で適切に嚥下が完遂している。
- ポジショニング前に出現していた多くの残留も認められなくなり，安全な嚥下が取り戻されている。

まとめ

- 脳血管障害により出現する嚥下障害は非常に多く，原因は仮性球麻痺や球麻痺などであると考えられている。しかし，ほぼすべての片麻痺患者の嚥下障害は発症後に自然回復を示し，1年間継続する割合は10％程度であることが報告[1]されている。また，時間の経過とともに嚥下反射の惹起速度も正常化し，適切な嚥下機能が取り戻されることが報告[2]されている。改善することが報告されている一方で，胃瘻の増設を判断する疾患として脳血管障害に出現する嚥下障害は最大であることも報告[3]され，口腔や咽頭・喉頭だけを評価することには限界があると考えられる。片麻痺患者に特異的に出現する異常姿勢は，座面の位置変化が体幹の構造を変容させ，結果的に頭頸部，口腔顔面機能にも影響を及ぼしていることを理解すべきである。

- 本症例は，麻痺側に出現する運動麻痺が座面の構造を変化させていた。これは，運動麻痺が出現している片麻痺患者には多く認められる所見である。健側と麻痺側の座面の構造変化に対して，骨盤を水平に保つような環境設定は意外と重要であり，体幹の傾斜が認められることでバランス障害を疑われてしまう状況である。神経学的な要因ではなく，単純に構築学的な問題である患者が多いことを理解する必要がある。

● 引用文献
1) Mann G, et al.：Swallowing function after stroke：prognosis and prognostic factors at 6 months. Stroke, 30（4）：744-748, 1999.
2) 元橋靖友：脳卒中急性期における摂食・嚥下機能の経時的変化. 障害者歯科, 26（1）：17-24, 2005.
3) Fukai K, et al.：Mortality rates of community-residing adults with and without dentures. Geriatr Gerontol Int, 8（3）：152-159, 2008.

11 実際の介入症例

脳卒中片麻痺（重症例）

姿勢崩れレベル ★★★★★

内田 学

症例の概要

　80歳代前半，女性。2年前に右脳梗塞（中大脳動脈領域）の診断を受けた。左上下肢に強い運動麻痺と感覚障害を認め，食事動作以外は自発性に乏しく，すべての起居動作や基本的動作能力は全介助にて実施されていた。

　現在のBrunnstrom Stageは，上肢Ⅱ，手指Ⅱ，下肢Ⅳであり，麻痺側の上下肢には強い痙縮が認められた。在宅での介護が困難な状況となり，現在は特別養護老人ホームに入所中である。

　座位保持能力は不安定であり，神経学的な平衡反応も乏しく傾斜条件などに対する立ち直り反応なども出現しない状態である。常に麻痺側坐骨側に重心を置くが，介助下でなければ麻痺側方向に転倒するような状況であった ▶8-1。

😟 Before この姿勢のどこがダメ？

正面姿勢
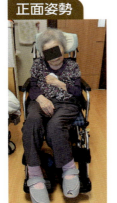

側面姿勢
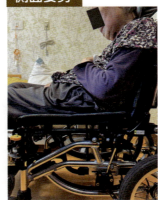

食事の様子　▶8-2　▶8-3
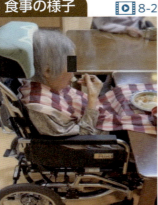
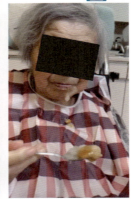

➡ 見るべきポイントは？

正面姿勢 図1

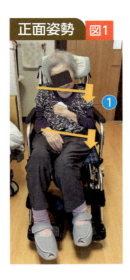

 ここをチェック！

❶ 車椅子での座位姿勢は，麻痺側の骨盤が下制し健側腸骨稜の高さと比較しても沈み込んでいるような状態である。麻痺側の肩峰の健側と比較すると下制した状態であり，常に左側（麻痺側方向）へ傾斜した状態となっている。

側面姿勢 図2

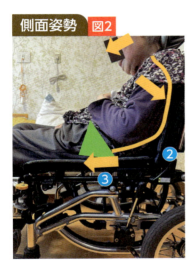

 ここをチェック！

❷ 骨盤が顕著に後傾し坐骨結節での体重支持が困難な状態である。

❸ 座面も低く，骨盤に対して後傾させる回転モーメントが発生している。常に後方に重心を寄せていることから，骨盤を前方に滑らせるような仙骨座りで座位を確保している。

食事の様子 図3

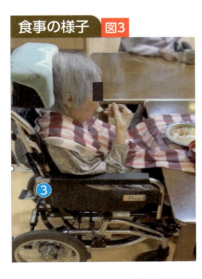 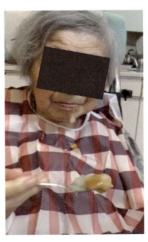

 動画はここをチェック！

❹ 骨盤，体幹ともに支持性が低く座位を保持するための随意的な筋活動が認められない状態である。重力に抗して体幹を起こしていくという反応（抗重力伸展反応）は認められず，常に低い重心の位置を確保することで代償的な座位保持を担っている。

Ⅱ 実際の介入症例／脳卒中片麻痺（重症例）

●本症例は，座位保持を確立するために要求される神経学的な要素と構築学的な要素の両面が障害されている。

●神経学的な要素としては，姿勢が傾斜した際などに発揮される立ち直り反応や傾斜反応などの平衡反応である。正中を保持するために，固有感覚などの情報を中枢神経にフィードバックするが，広範な脳梗塞により機能全般が障害されている状態である。

●構築学的な要素としては，神経学的な情報を基に，身体軸を正中に立ち直らせるような骨格筋などの活動や関節の機能などが要求される。本症例においては，平衡反応などの欠如に伴い，随意的な筋活動が出力しにくい状態である。

●本症例の麻痺側下肢の随意性はBrunnstrom stage IVであり，下腿三頭筋などの痙縮は認められるものの，股関節周囲の緊張性は低い状態である。

●下肢の随意性が低いこともあり，麻痺側の大殿筋には低緊張が目立つ。座位保持のためには，健側と比較して大殿筋のボリュームに差が生じることで，常に麻痺側方向に沈み込んでいるような様相を示し，座位姿勢に非対称性が生じている（図1）。

●骨盤の支持性が低い状況に加えて，全身的にも座位保持のための筋活動が減弱していることから，重力に対する抗重力筋活動が発揮されず，常に重力に負けた状態を維持している。姿勢としては，骨盤が前方に滑っていく仙骨座りを呈するが，下方に下がっていく重心の位置を立て直すことが困難となっており，常に転落のリスクが存在する（図2）。

●頭部の位置は，骨盤の仙骨座りと体幹の後屈の影響を受け前方に過剰に屈曲した状態となる。

●食事動作は健側上肢を用いて自己摂取で行うが，仙骨座りの状態で上肢操作を行うため，肩甲骨の運動性には制限が加わってしまう。スプーンを口腔へ移送するという単調な操作は可能であるが，前腕や手関節の巧緻性を要求する動作は困難である 8-2。

●頭部の位置は，骨盤と体幹の姿勢が崩れた状態であることから，前方にうなだれた状態である（図3）。この位置で口腔に取り込むために，スプーンですくった食べ物を口腔内に正しく取り込むことが困難であると同時に，口腔内に保持することも困難となる 8-3。

解決方法はこちら！

実際の介入　どう立て直す？

姿勢　立て直しプラン

●**後方への回転モーメントを軽減させる**
　骨盤に対する後方への回転モーメントを軽減させるために，5cmの厚みとなるクッションを設置し，座高の高さを補填する。

●**麻痺側の大殿筋の厚み，骨盤の傾斜の補充・補正**
　麻痺側の大殿筋の厚みの補充，および麻痺側方向への骨盤の傾斜を補正するために，麻痺側殿部に対して外側に傾斜をつけたウェッジタオルを設置する（図4a）。

●**骨盤を中間位に近づける**
　骨盤と体幹は支持性を失っていることから，後方に回転する力が働いている。この力を相殺するために，座面の奥側（両坐骨結節と仙骨部）に傾斜をつけたウェッジタオルを設置し，骨盤の位置を中間位に近づけるよう外発的な支持を追加する（図4b）。

🚫 禁忌事項，気をつけること

座面の高さも姿勢に影響する

- 座面の低さを補うクッションは，高すぎると逆に体幹を前方に回転させる力が働いてしまう。矢状面から確認し，体幹が最も伸展する高さ（正中に近い位置になる高さ）を選択する必要がある。
- 座面をクッションで高くすると，フットサポートの高さに不適応が生じやすい。両側足底面が接触するように，フットサポートの高さも調節する必要がある。
- 骨盤を後傾させる力が強い場合などは，両膝窩部にも前方に傾斜をつけたようなウェッジタオルなどを設置し，骨盤帯に対して船底型の支持物で接触面積を増加させるなどの工夫が必要である。
- ポジショニングを完成するには，骨盤の位置をより後方に引いていけるよう座り直しなどの対応が重要である。ポジショニングを行っても，骨盤が後傾している状態であれば，設定したポジショニングがさらに骨盤を前方に滑らせる力へと変容してしまう。

図4　ポジショニングの実際

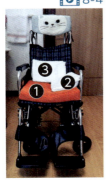
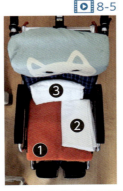

❶骨盤が中間位になった状態で両足底がフットサポートに接触する高さになるように，クッションを設置する。
❷左側に傾斜する骨盤を正中に戻すために，ウェッジタオルを設置する。
❸骨盤の後傾を座面後方から支えるために，ウェッジタオルを設置する。

介入の結果をチェック！ ➡

😊 After ✨ どう変わった？

正面姿勢

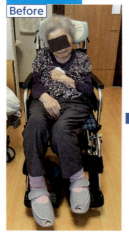
Before

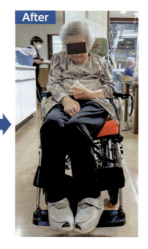
After

- 骨盤・肩甲帯の位置が平行になり，体軸も正中位を保持できるようになった。
- 骨盤の位置が適切になり，坐骨結節で支持ができるようになった。

側面姿勢

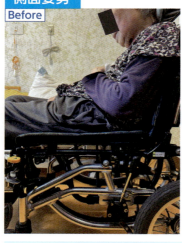
Before

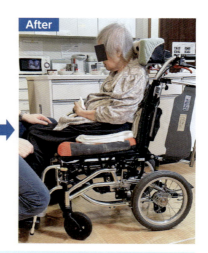
After

- 骨盤が過剰に後傾する仙骨座り様の異常姿勢が軽減し，適切な座位保持が可能となった。
- 体幹が重力に抗して伸展できるようになっており，過剰に頭頸部が前屈する様子も見られなくなった。
- 神経学的な改善は見られないが，外発的なポジショニングにより構築学的な改善が得られた。

食事の様子

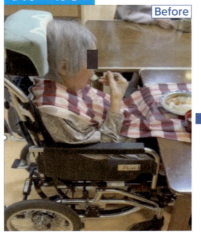 Before
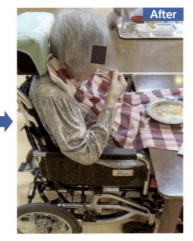 After

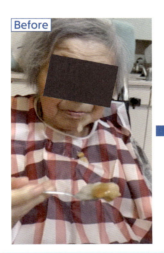 Before
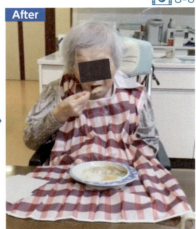 After

▶ 8-6

- 食べ物を移送する健側上肢の運動にも円滑性が認められ，口腔まで適切にスプーンを運ぶことが可能となった。
- 前腕や手関節の巧緻性が改善し，頭頸部も適切な位置に保持できていることで取り込みの能力も改善し，スプーン操作時の食べこぼしなどが認められなくなった。
- 姿勢の改善に伴い食物を口腔内へと効率よく移送出できており，安全な嚥下の遂行が可能となった。

嚥下内視鏡検査（VE）で姿勢調整の効果を確認しよう！

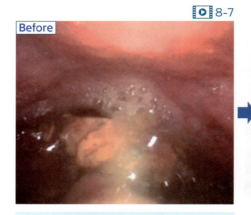

Before　▶ 8-7　　　After　▶ 8-8

- 嚥下反射の惹起後に遅れて試料が移送されてくる。
- 嚥下のタイミングと実際の食物移送が不一致の状態であり，誤嚥のリスクが高い。
- 咽頭レベルでの感覚が障害されており，喉頭侵入がなされた状態でも反射やむせが出現しない状態であることから，嚥下の機能としては危険な状態である。

- 当初認められていた実際の嚥下と食物移送のタイミングも合致しており，嚥下機能としては安全性が確認できる。
- 嚥下反射は適切なタイミングで出現しており，嚥下前後の喉頭侵入も認められない。
- 誤嚥のリスクは少ない状態である。

ま と め

- 本症例では，脳卒中に伴い左上下肢に強い運動麻痺が出現していた。Brunnstrom stageでは下肢がⅣであり，神経学的な要素に加え構築学的な要因も重なり，車椅子にて座位保持を確保することが困難な状況であった。

- 最も大きな制限因子は体幹の支持性が得られていないことであり，麻痺側，健側ともに随意性を示すことができない状態であるがゆえに不適切な座位保持姿勢での食事動作を遂行していることである。重力環境下における随意性の欠如は骨盤と体幹を極度に後傾させる。この支持性の欠如により，頭頸部もうなだれてしまうような姿勢をとってしまうため，自己摂取にて行う摂食行為も巧緻性が欠落し，肘関節の屈曲と伸展のみという粗雑な行為にて動作が行われている。

- 本症例は，車椅子での支持性が低下している患者に対する，姿勢を代償するポジショニングとして，リクライニング位などを検討する状態ではあるが，本症例のように自己摂取を行う能力がある患者に対しては自立性を阻害することになるため選択すべきではない。

- 外発的な支持を加えるポジショニングにより，自立度を制限することなく安全な摂食操作を展開できる。神経学的な要因と構築学的な要因を両面から評価し，骨盤と体幹の支持性と上肢の運動性の両面を担保するようなポジショニングの実践が可能となる。

9 実際の介入症例

脳卒中片麻痺
(ベッドサイド, 中等症例)

姿勢崩れレベル ★★★☆☆

動画

藤本 潤

症例の概要

40歳代後半,男性。5年前に左前頭葉脳動静脈奇形破裂により脳出血を発症。開頭血腫除去,外減圧術を実施し,回復期リハビリテーションを経て,現在は療養型病院に入院中。右上下肢に運動麻痺を認め,随意性は低い。ADLは全介助レベルで,発話などのコミュニケーションも困難。食事は,ベッド上でペースト食を全介助で摂取しており,むせ込みも時折認められる。

😟 Before この姿勢のどこがダメ？

正面姿勢
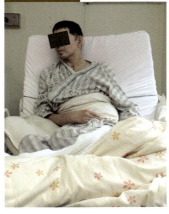

側面姿勢
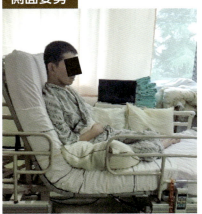

食事の様子 ▶9-1
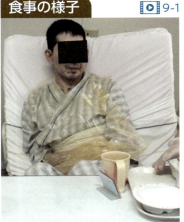

姿勢調整をせずにベッドアップするとこのような姿勢のときも・・・
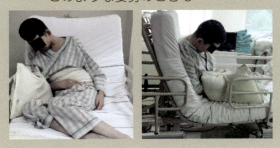

➡ 見るべきポイントは？

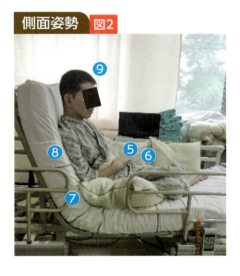

正面姿勢 図1

ここをチェック！

❶ ベッドに身体を預けた姿勢保持（リラックス）が困難であり，健側，患側の両側に異常な筋緊張が発生している。

❷ 麻痺側（右側）の随意性が低く，筋緊張が低いことから，常に麻痺側方向に傾斜している。

❸ 両下肢は他動的に修正ができないほどの異常筋緊張が存在し，常に右回旋位を呈する。

❹ 座面に接触している骨盤が右側へ傾斜していることから，体幹や頭頸部も右側へ傾斜している。

側面姿勢 図2

ここをチェック！

❺ 骨盤が右側へ回旋していることから，両側の坐骨で体重を支持することが困難である。

❻ 両側股関節，膝関節も屈曲位をとることで骨盤の可動性が制限されている。

❼ 背もたれを起こすことで，体幹が前方に押されてしまい，骨盤を前方に滑らせる力が働いてしまう。

❽ 骨盤は後傾位となり，脊柱には円背が生じている。

❾ 頭頸部を中間位に保持することが困難であり，重力に負けるように頸部前頭位を示す。

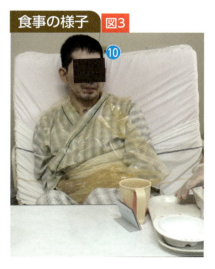

食事の様子 図3

動画はここをチェック！

❿ 骨盤，体幹が右側に回旋した状態のまま食事を行うことで，頸部に左回旋が生じる。

⓫ 軟口蓋には麻痺側の開大が生じてしまう。

⓬ 体軸が傾斜していることで，口腔に取り込んだ食べ物などは下側（麻痺側）に移送されやすくなる。

⓭ 頸部が前屈するため，嚥下困難感が出現する。

解決方法はこちら！ ➡

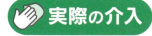 実際の介入　どう立て直す？

姿勢　立て直しプラン

　麻痺側に体軸が傾斜している要因は，両下肢を右側に回旋させることによって付随的に生じる骨盤の回旋である（図1，2）。骨盤の位置を適切に調整することで，体幹を適切な位置に保持することが可能となる。

● 骨盤の右回旋の改善法を工夫する
　骨盤の右回旋を改善するためにも，右大殿筋の筋緊張の低さを考慮する必要があり，萎縮の程度に合わせてタオルなどを用いて補充しなければならない。

● 両下肢の位置を修正する
　両下肢も右側に回旋している。骨盤を正中に戻す範囲だけ，左側に回旋させる。枕を用いて両下肢を左側に回旋させることで骨盤の位置を修正することができる。

● 麻痺側の体幹の位置を修正する
　麻痺側の体幹も右側に回旋していることから，正中に戻すためにウェッジなどを用いて健側に位置を修正する必要がある。

● 麻痺側の肩甲骨の位置を調整する
　麻痺側の肩甲帯は，不随意的に出現する内転方向の連合反応が出現している。肩甲帯後面の支持基底面を広く確保するために，肩甲帯を外転位に保持する必要がある。

● リラックスした状態の上部胸郭と肩甲帯の位置を再現する
　肩甲骨を外転位に誘導した状態で背面にウェッジを敷き，支持基底面を拡大させる。また，肩甲骨とともに後方に引かれている上腕骨頭を適切な位置に戻すため，上腕全体をウェッジで支持することで，リラックスできる上部胸郭，肩甲帯の位置を再現させる（）。

🚫 禁忌事項，気をつけること

両下肢の左側への回旋にあたっての注意
- 両下肢の右側への回旋は筋緊張が非常に強いことが想定される。左側へ回旋させる際には，愛護的に操作しなければ骨折などを誘発する危険性がある。
- 麻痺側大殿筋の厚みを補充するウェッジは，両下肢を左側に回旋させる枕の位置とバランスをとりながら固定しなければならない。両方が均等に骨盤と下肢を支持している状況にすることがポイントである。枕が高すぎると，骨盤が浮くなどの不安定性が出現するため，注意が必要である。

図4 ウェッジタオルと枕による姿勢調整

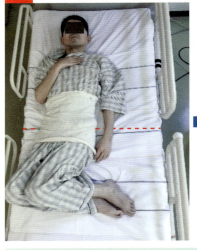 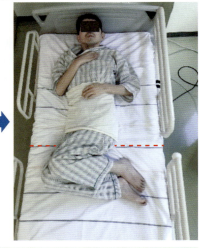

臥床時の身体の位置を上方に移動させる（骨盤の位置がベッドの屈曲点よりも上位にくるようにする）。

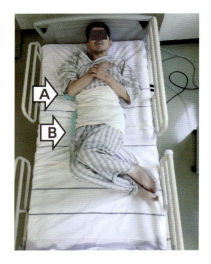

臥床の状態で，大殿筋にウェッジタオルB（図5参照），体幹，肩甲帯にウェッジタオルA（図6参照）を挿入する。このときに，体軸が正中位にあることを確認する。

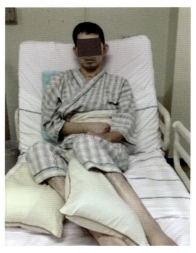

- 背上げを実施した状態で，両下肢に枕を固定する。このとき，関節の可動性が低い（股関節の筋緊張が高い）ことにより骨盤が動いてしまうので，動いてしまった分の空間をウェッジタオルの厚みなどで調整する。
- 背上げをした結果，ベッドが体幹を後方から押し上げる力が働いている。この状態のままにしておくと姿勢崩れに繋がるため，背抜きなどを行い服やシーツなどにずれが生じていないことを確認する。

ウェッジタオルの作製方法

図5 使用するウェッジタオル

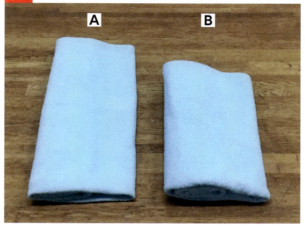

本症例の姿勢調整では，内田[1]のウェッジタオルの作製方法を参考に，A，Bのウェッジタオルを使用した。体幹・肩甲帯に挿入するAは，Bよりも長くなるように作製している。

図6 ウェッジタオルAの作製方法

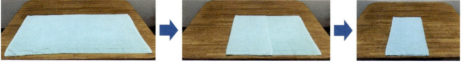

バスタオルを三つ折りにする。

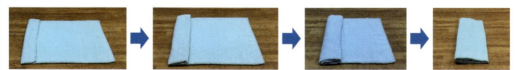

一側から3回折り込み，反対に返し折り込んだほうと余りの部分で厚さに差をつけるようにたたむ。

Aは三つ折り，Bは四つ折りで作製することで，長さや厚さを調整している。

介入の結果をチェック！

😊 After ✨ どう変わった？

正面姿勢

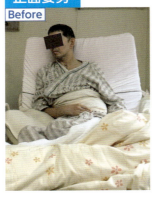
Before

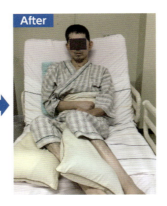
After

- 体幹は正中位を維持できるようになっており，安楽でリラックスした状態が保持できている。
- 肩甲帯と骨盤帯にねじれが生じておらず，脊柱に出現していた側屈などの姿勢崩れも消失した（左右対称的な姿勢が保持できている）。

側面姿勢

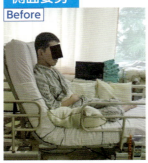
Before

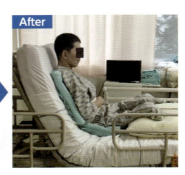
After

- 右側へ骨盤が回旋していたことにより，ベッドとの接触点が限局的になっていたが，対称性を維持できるようになったことで，坐骨から仙骨にかけて適切に体重支持ができている。
- 体幹の保持が可能になったことで，頭頸部を中間の位置に置くことができている（頸部前頭位などが解消した）。

食事の様子

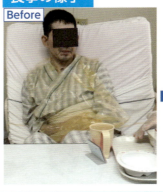
Before

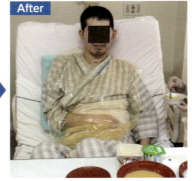
After

▶ 9-2

- 体幹の非対称性が改善したことで，頭頸部の支持性が改善した。
- 取り込みの際や，咀嚼，嚥下運動時に頭頸部の安定性が得られている。
- 頭頸部の位置が正中を保持できたことで，介助時の開口量が拡大した。
- 口腔に取り込んでから嚥下反射を惹起するまでの時間が短縮した。
- 口腔期の運動機能が改善した。
- むせなどの症状が消失した。

嚥下造影検査（VF）で姿勢調整の効果を確認しよう！

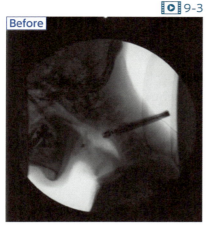
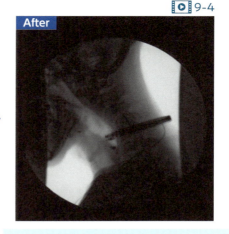

- 試料が喉頭蓋谷などに移送された後に嚥下反射が惹起されるなど，反射の遅延が認められる。
- 頚部前傾位により咽頭腔が拡大し，咽頭期における収縮が減弱している。咽頭腔の拡大により陰圧が減弱することも要因として考えられる。
- 舌骨や甲状軟骨の挙上が弱く，喉頭蓋を屈曲させる作用が低下する。閉鎖不全なども生じることで，喉頭侵入が生じてしまう。

- 頚部が適切な位置になったことで，舌骨，甲状軟骨の運動が適切になった。喉頭蓋の屈曲などの喉頭閉鎖が適切に行えるようになりむせが減少した。
- 嚥下反射の惹起速度が改善した。
- 頚部前傾位の改善により咽頭腔の容積が適正化された。咽頭期における陰圧が保持できることで，嚥下のクリアランスが改善している。

まとめ

- 体幹や骨盤を病的に回旋させる要因として，異常な筋緊張が考えられる。筋緊張異常としては痙縮などが代表的であるが，患者にとっては随意性を要求できない状態であることから，時間の経過とともに異常姿勢が増強されてしまう。

- 骨盤や体幹，頭頚部をより正中に近づけることで，体幹自体に支持性が得られれば，上位に位置する頭頚部の構造変化を促すことができる。

- 骨盤，体幹の安定性を確保したことで，嚥下に関与する頭頚部の構造が変化し，安全な嚥下を実施することが可能となった。

●引用文献
1) 内田　学：飲み込むときにむせ込んでしまう（嚥下反射の惹起）．姿勢を意識した神経疾患患者の食べられるポジショニング，10-15，メジカルビュー社，2019．

11 実際の介入症例

両変形性股関節症（軽症例）

姿勢崩れレベル ★☆☆☆☆

動画

内田　学

症例の概要

　80歳代前半，女性。60歳代より両変形性股関節症と診断されており，経過観察中であった。3年前に自宅で転倒し，それ以降は歩行時の疼痛が強くなり，歩行器なしでは歩行が困難となっていた▶10-1。歩行時は円背姿勢が強く，近接監視レベルで歩行を行っている。股関節には可動域制限が出現し▶10-2，屈曲90°で疼痛が出現する。椅子に座って食事を摂取する際も，骨盤を起こした状態を保持することが困難となり，背もたれに寄りかかった状態で摂取するようになっていた。食事中にむせを生じる機会が多くなり，家族も誤嚥性肺炎などを心配している。

☹ Before　この姿勢のどこがダメ？

側面姿勢・食事の様子

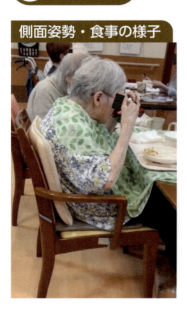

▶10-3

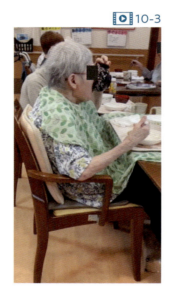

見るべきポイントは？ ➡

側面姿勢・食事の様子

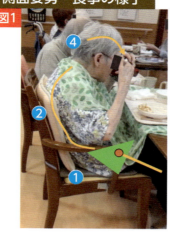
図1

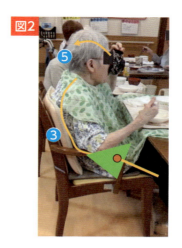
図2

ここをチェック！

❶ 骨盤は後傾しており，なおかつ前方にずれるような姿勢で椅子に座っている。股関節は変形性関節症の影響から屈曲制限が認められ，深く殿部を引いた姿勢にすると股関節には屈曲運動が要求される。可動域が制限されていることと疼痛を伴うことから，常に骨盤を後傾位に保持することで回避している。

❷ 骨盤の後傾に伴い，体幹はバックサポートに寄りかかった状態になっている。

❸ 食事操作では両側上肢を活用するが，食具を用いて食物を口腔に移送する際に股関節の可動域制限が見られるため，体幹はバックサポートに寄り掛かったままである。

❹ ❶～❸の要因により，頸部を過剰に前屈させることで食物を口腔に移送している。

❺ お椀を口に近づけて飲む操作を行う際，頸部の過剰な伸展が生じてしまう。体幹が円背の状態で頸部を伸展させると気管が開大した状態となるため，誤嚥のリスクが高くなる。

- 変形性股関節症により関節が破壊され，関節運動を伴う要素は運動時痛が生じてしまう。本症例の股関節屈曲可動域は左右ともに90°までしか残存しておらず，骨盤を前傾させるような運動で股関節の屈曲要素が出現することが運動時痛の増強につながっている。したがって，疼痛を回避するために骨盤を後傾し，体幹も後方に引かせた状態にすることで代償を図っていると考えられる（図3）。
- 適切な座位姿勢を確保するためには股関節屈曲可動域が要求されるが，本症例は関節変形により可動域が制限されていることで骨盤が後傾位となっている。

図3 骨盤の位置（角度）と股関節屈曲可動域

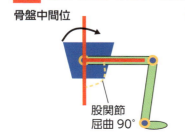
骨盤中間位　股関節屈曲90°

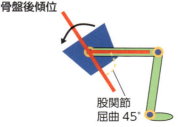
骨盤後傾位　股関節屈曲45°

解決方法はこちら！

II 実際の介入症例／両変形性股関節症（軽症例）

実際の介入　どう立て直す？

姿勢　立て直しプラン

● **座面を高くし，股関節の屈曲可動域を補う**
　　座面の高さが低めに設定されており，座ると骨盤の位置が低い状態になっていることから，股関節の屈曲可動域は80〜90°が要求されている。そこで座面の高さを高い位置に設定することで股関節の屈曲可動域を補う。

● **骨盤を前傾方向に移動させる**
　　骨盤が後傾し，体幹も後方に引かれていることから，背板に寄り掛かるような姿勢になっている。背板に対して第7〜12胸椎レベルの脊柱が限局的に圧迫され，その反作用として骨盤を前方に滑らせるような力が加わってしまう（図4）。そこで骨盤を中間位に保持するために，股関節の屈曲可動域が制限されるなかでも前傾方向に移動させる必要がある。

図4　骨盤を前方に移動させるメカニズム

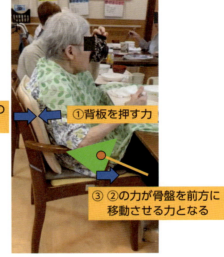

🚫 禁忌事項，気をつけること

骨盤や股関節の屈曲可動性に応じた厚みのクッションやひざ掛けを使う

　変形性股関節症による股関節の屈曲可動域制限は姿勢を崩す大きな要因である。座面に敷くクッションなどの高さが低い状態では，骨盤を中間位に保持するために必要な可動性が確保されない。矢状面から全身の姿勢をよく観察し，過度に屈曲可動性が強いられていないかどうかを確認する必要がある。腰背部から骨盤後面に置くひざ掛けも同様であり，厚みがありすぎると骨盤が過度に前傾し，股関節の屈曲可動域を増強することにつながり，疼痛を発生させる危険性がある。

図5 ポジショニングの実践　▶10-4　▶10-5

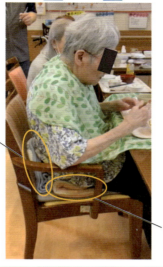

ひざ掛けを四つ折りにし骨盤と腰背部を後方から前方に向けてサポートする

厚みのあるクッションを二つ折りにし坐骨結節の下面に設置する

- 骨盤の位置を高位に位置させるため，坐骨結節の下面にクッションを敷く。厚みのあるクッションを折りたたみ，下面から骨盤が上方に持ち上がるような工夫をする。
- 骨盤が後傾された状態で生活する姿勢が習慣化されていることから，背板の腰背部に対してひざ掛けを四つ折りにして後方から骨盤を前方にサポートするようなポジショニングを実施する。

介入の結果をチェック！

😊 After ✨ どう変わった？

側面姿勢・食事の様子

Before

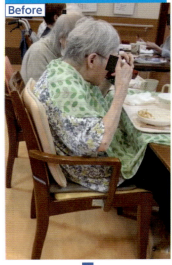
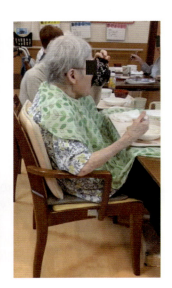

After 🎬 10-6

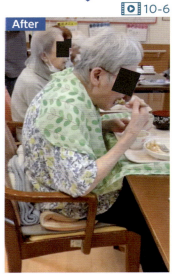

- 股関節の屈曲可動域制限がありながらも，座面の高さを高位に置くことで相対的な骨盤の位置を中間位に保持できるような姿勢へと変容した。
- 骨盤の後傾が解消され，体幹を正中位に保持することが可能となった。
- バックサポートに寄りかかっていた脊柱も，垂直位を保持することが可能となった。
- 摂食操作における両手操作にもゆとりが生じ，口腔への移送の際にも，頸部の過剰な前屈を伴う代償動作などは消失した。
- お椀をすするような操作の際に頸部の過伸展が見られたが，体幹が垂直位を保持できるようになったことで異常な頸部伸展は認められなくなった。

まとめ

● 変形性股関節症は，股関節の関節軟骨に摩擦などの外力が長期間に加わることで生じる関節の破壊である。主症状は，関節可動域制限や荷重時に出現する疼痛である。本症例も長期間に及び疼痛を回避する生活を送っていたが，症状の進行に伴い座位姿勢を適切に保つことが困難になるほど進行していた。

● 片麻痺やパーキンソン病などを代表とする神経疾患に出現するバランス障害や，虚弱高齢者に見られる円背や傾斜などとは異なり，体幹機能に注目すると問題点が考えにくい状態である。転倒や転落などが見られることはないため，これまでに問題として報告されたことはなく，むしろ安全であるという見解であった。股関節の可動域制限と疼痛が顕著になったことで，座位の食事姿勢が問題視された状態である。

● 骨盤の前傾運動などが制限されることで出現する体幹の後傾は，外発的に骨盤や体幹を前傾位に促すような対応を行ってみても効果が得られにくい。むしろ関節破壊や疼痛を助長することに繋がるため，避けなければならない。

● 適切なポジショニングは摂食操作にも影響することから，誤嚥性肺炎の発生リスクを回避する可能性が高い。特に前額面での股関節と骨盤，体幹の位置関係を的確に評価し，座面の高さや骨盤の傾斜角度を調整することで得られる効果は非常に大きい。

11 実際の介入症例
右大腿骨骨幹部骨折（中等症例）

姿勢崩れレベル ★★★☆☆

動画

内田　学

症例の概要

　特別養護老人ホームに入所中の80歳代前半，女性。廃用症候群の診断がついており，ADLでは下肢の支持性は得られておらず，起立動作や移乗動作，歩行などは全介助レベルであった。入所中，転倒により右大腿骨骨幹部骨折となった。救急外来を受診したが，年齢や基礎疾患の影響により手術は不適応と判断され，右下肢をシーネで固定する保存療法が選択された。著しい疼痛により不穏が強く出現し，リハビリテーションは阻害されていた。施設に退院した際には，両膝関節に高度の関節可動域制限が出現し（表1，▶11-1，▶11-2），顕著な筋力低下と疼痛により起き上がり動作などの基本的動作も制限されていた。膝関節の可動域制限も目立つことから，端座位姿勢の保持が困難であり，車椅子への移乗などもタオルを用いて2人介助で行っている▶11-3。日常的に誤嚥が出現し，介護職員も食事の提供に不安を感じている。

表1 術後の膝関節関節可動域制限について

		右	左
膝関節	屈曲	90°	110°
	伸展	−40°	−30°

😟 Before　この姿勢のどこがダメ？

正面姿勢

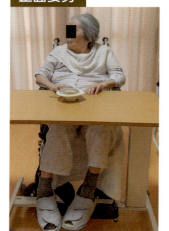

側面姿勢・食事の様子

▶11-4

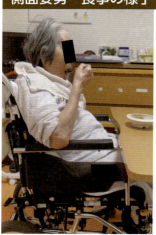

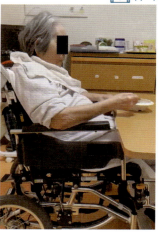

➡ 見るべきポイントは？

正面姿勢 図1

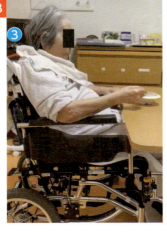

👆ここをチェック！

❶ 体格に対して座面の高さが低く，座位保持には股関節，膝関節に過剰な屈曲可動域が要求されている。

側面姿勢・食事の様子 図2

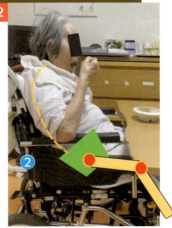

👆ここをチェック！

❷ 骨盤は後傾している。重心が後方に移動することから，バックサポートに寄りかかるような姿勢で体幹は後方に傾斜している。

側面姿勢・食事の様子 図3

👆動画はここをチェック！

❸ 摂食操作時には体幹が起き上がることなく操作を行っているため，口腔に食物を移送するために頸部の過剰な前屈を行うことで代償している。

- 本症例は，術後の関節拘縮により膝関節屈曲可動域が制限（90°）されており，安楽な座位保持が困難となっている。車椅子では，膝関節を伸展位にずらすことで疼痛を回避しているため，常に右下肢をフットサポートの前方に出した姿勢をとる。
- 右下肢がフットサポートに接触しないことで座位の支持性は減弱し，徐々に骨盤が前方に滑っていくような異常姿勢が形成される。
- 食事の際は両側上肢で食具を操作するが，体幹が後方に傾斜していることから，上肢操作の円滑性が欠けており，口腔に取り込む際に頸部を過剰に屈曲させてスプーンに近づけるような代償動作が目立つ。

解決方法はこちら！ →

実際の介入 どう立て直す？

姿勢 立て直しプラン

- **座面の高さを高くすることで膝関節の屈曲角度を緩和させる**
  右膝関節の屈曲可動域が制限されており，低い座面ではフットプレートに足底を載せるために膝関節の屈曲可動域が要求される。座面を高くすることで，座ったときの屈曲角度を緩和させることができる。

- **骨盤，体幹を前方に起こしていくために座面，バックサポートを調整する**
  骨盤と体幹を常に後方に傾斜させているため，座面とバックサポートに寄っている体重を前方に起こすようなポジショニングを考える。

🚫 禁忌事項，気をつけること

疼痛を起こさないよう注意する

- 左膝関節の屈曲可動域が90°を超えると著しい疼痛が出現する。
- 座面の位置がずれたりすると，膝関節に外発的な屈曲運動が加わり，疼痛を助長してしまう。左側の坐骨結節に確実に荷重がなされていることを確認し，車椅子座位姿勢時の膝関節屈曲可動域が過剰になっていないことを確認しなければならない。

 立て直しのコツ 車椅子への移乗は2人介助で行い，坐骨結節への荷重を確認する

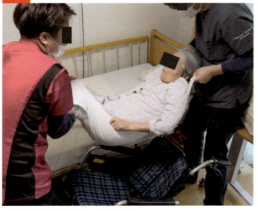

図4 車椅子への移乗

本症例では，移乗時に下肢で支持することが困難である。車椅子に座る前にポジショニングを設定し，タオルなどを用いた2人介助を実施する 📷 11-5。車椅子に座る際には，骨盤の位置を後方に引き，左の坐骨結節に適切に荷重がなされていることを確認する。

図5 ポジショニングの実際

▶11-6

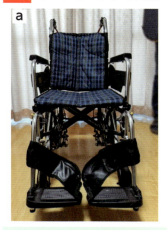
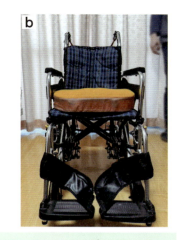
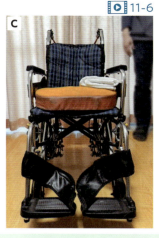

a, b：座面の低さに対してクッションなどを用いることにより，骨盤を高位に置くことが可能となる。座面が高くなると，骨盤の位置を高位に置くことができ，後傾した状態を解消させることが可能となる。座面を上げるだけでは右膝関節の屈曲可動域制限を修正することは困難であるため，伸展可動域が－100°の状態であっても骨盤の位置を適切な位置に置く必要がある。

c：正面から見て右側の座面に対してタオルなどを敷くことで左殿部側（坐骨結節）を高くし，荷重の多くを左側の座面に集中させる。右大腿後面にスペースを確保することで右股関節を下方に下げる（伸展可動域を確保する）ことが可能となる。この環境を設定することで，右膝関節の屈曲条件を緩解させることができ，座位姿勢における前方へのずれを解消することが可能となる。

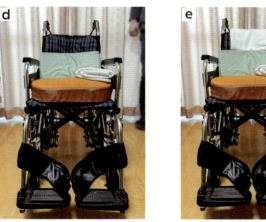
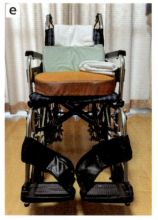

d：右側だけを高位に置くポジショニングは，左側の骨盤を下制（左側に傾斜）させることにつながってしまうため，骨盤の後方に三角形のクッションを設置することで骨盤全体の接触面積を拡大させる（後方から骨盤を前傾させ，左側に傾斜していく異常姿勢を調節する）。

e：体幹も後方へ傾斜する習慣が形成されていたことから，バックサポートにバスタオルを重ねることで厚みを増し，後方へ移動している体幹を前方に位置するよう修正する。

介入の結果をチェック！ ▶

😊 After ✨ どう変わった？

正面姿勢

Before / After

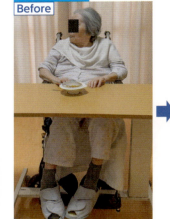
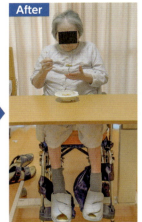

- 車椅子での座位姿勢は，骨盤の位置が中間位に近い形まで修正できている。

側面姿勢・食事の様子

Before / After

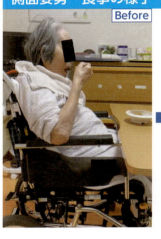
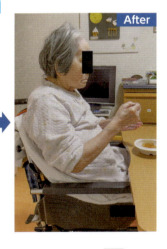

- 後方に傾斜していた体幹の位置も前方に移動され，食事を摂取するうえでは適切な位置関係を確保することができている。

▶ 11-7

Before / After

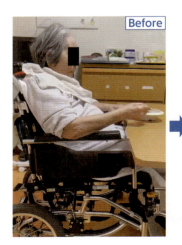
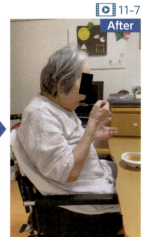

- 摂食操作時には，上肢の運動にゆとりが生じ，食物を口腔に移送する際にも頚部が過剰に前屈する動作は認められなくなった。
- 嚥下自体も安全性が確保され，不要なむせ込みなどの頻度が減少した。

まとめ

●骨折などによる外傷性疾患は，リハビリテーションの経過が順調に進まない場合に多くの機能障害が残存してしまう。本症例においても術後の疼痛が非常に強く，結果的に離床が遅れたことで膝関節に顕著な可動域制限が生じていた。この制限は，疼痛を背景にした異常所見であり，ADLやその他の動作にも全介助を要していた。本症例のように，疼痛が非常に強く可動性が制限される患者の座位保持能力は車椅子レベルで管理されることが多い。車椅子は安全な印象があるが，座っている行為そのものも適切な関節可動域が確保されていない場合は自身の膝関節に負担をかけており，自重という大きな外力が疼痛を助長することになることを把握しておく必要がある。

●車椅子に座る際の関節可動域は多くの可動性を要求されており，股関節，膝関節，足関節に適切な可動域が確保されていない場合は不適応を起こす。この不適応は疼痛回避であることから，多くの患者は姿勢を崩すことにより代償し，その状態で生活を送ることが，二次的な異常姿勢が構築化されることに繋がる。

●患者に対して，疼痛を回避しながらも安全性を確保する座位姿勢，嚥下が行いやすくなるような姿勢の保持を目指すために，細かな調整が必要である。

II 実際の介入症例

脊椎圧迫骨折（重症例）

姿勢崩れレベル ★★★★★

内田　学

症例の概要

　80歳代後半，女性。9年前，第2・3腰椎圧迫骨折，その3年後，第10～12胸椎を圧迫骨折。それぞれ保存療法でコルセット装着管理を実施していた。もともと日常生活は自立していたが，骨折を機に活動性が低下した。現在は，車椅子に座っているときも身体を起こしていることが困難であり，右側方への傾斜と，骨盤の前方滑りが目立っている。

　食事は自己摂取が可能であるが，脊柱の変形によりテーブルの上に置いた皿の操作が困難なため，膝の上に置き換えて自己摂取を行っている。最近は，食事中にむせることが多くなり，37℃台の発熱も認める。

😟 Before　この姿勢のどこがダメ？

正面姿勢
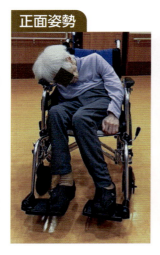

側面姿勢
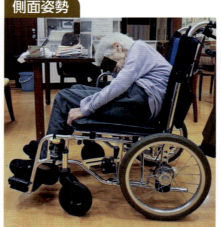

食事の様子　▶12-1
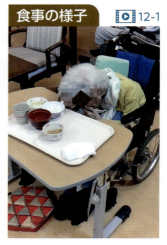

見るべきポイントは？

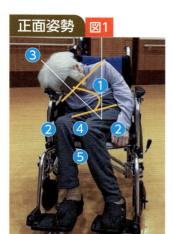

正面姿勢 図1

 ここをチェック！

① 脊柱は側弯している。
② 右の骨盤が沈み込んでいる。左側の骨盤は浮いている。
③ 体軸は右側に傾斜している。
④ 大殿筋の厚みが薄い。
⑤ 座面の高さが異様に低い。

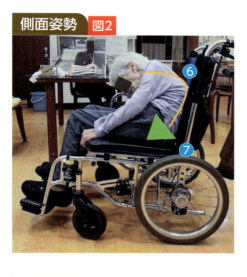

側面姿勢 図2

 ここをチェック！

⑥ 過剰な円背になっており，脊柱がバックサポートを強く圧迫している。背面の相対的な接触面積が低い。
⑦ 骨盤が後傾しやすくなっている。

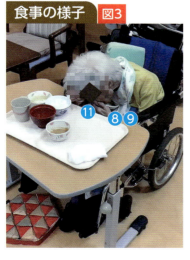

食事の様子 図3

 動画はここをチェック！

⑧ 脊柱が前方（前屈）と右側方（側屈）に曲がってしまうため，皿をテーブルの上に置いて食事を摂取することが困難である。
⑨ 膝の上に皿を置き，身体を丸めた窮屈な状態で食事を摂取している。
⑩ 腹部の圧迫や頸部の突出などにより飲み込みが制限され，日常的にむせが出現している。
⑪ 窮屈な操作で，上肢の操作も困難なことから，皿を舐めるような操作が認められる。

解決方法はこちら！

実際の介入　どう立て直す？

姿勢　立て直しプラン

●骨盤の右側傾斜の修正

　骨盤の右側傾斜（図1❸）は，不活動による大殿筋の萎縮（筋力低下）が原因である（図1❹）。座面上では，左側にだけ座布団が敷かれているような状態になるため，右側の座面にウェッジを設置する（図4A）。外側から中央に向けて傾斜をつけることにより，骨盤帯が水平に維持され，体軸もより正中位に近づけられるように工夫する。

●背もたれの形状の修正

　圧迫骨折により脊柱の前屈も生じており，脊柱の突出部がバックサポートに対して局所的な圧迫を加えてしまっている。この局所の圧は，患者の体を前方に押す力に変わってしまうことから，モジュールタイプのバックサポートを脊柱の突出に合わせた形状に修正する（図4B）。

●座面の高さの調整

　患者の身体サイズに対して座面の高さが低くなっている（図1❺）。低くなると，重力の影響を受けて骨盤が後方に回転し，より脊柱の前屈を増強してしまう。適切に骨盤を起こしていられるよう，座面を高くする必要がある。座面を高くすることで，骨盤が後方に倒れる力を抑制することが可能となり，脊柱を垂直に起こすことができる。

　脊柱（体幹）の前屈が増強していることで，上肢の操作性にも影響が出てしまう。円滑な摂食操作を実現させるためにも，前述のような姿勢保持が必要となる。

 禁忌事項，気をつけること

運動による神経障害出現のリスクを把握しておく

・脊柱圧迫骨折は，急性期の段階であれば体幹や骨盤の運動により神経障害が出現する危険性がある。必ず主治医にリスク管理などを確認し，外発的に動かすことのリスクを事前に把握しておく。

| 図4 | 車椅子座面へのウェッジタオルの設置 |

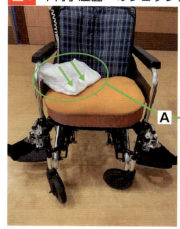 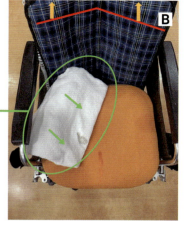

A：薄くなっている大殿筋のボリュームを補うため，右後方から左前方に支持するようなポジショニング設定でウェッジタオルを設置する。
B：バックサポートの背張りを緩め，後方へ圧力を逃がすようなポジショニングを行う（背中とバックサポートの接触面積を増やす）。

 ウェッジタオルの組み立て方のポイント

| 図5 | 段階的に厚みをもたせたタオルの成形 |

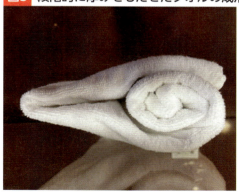

- 図5のようにタオルの折込が4層になる部分と2層になる部分を段階的に形成する。
- 段階性があることによって，船底型の骨盤や大腿部の空間を適切に埋めることが可能となり，体動などによるずれを抑制できる。
- 身体との接触面積が増加することにより，ポジショニングを行う際の安定性が得られやすい。

図6 ポジショニングに対する座り方の注意点

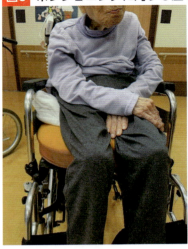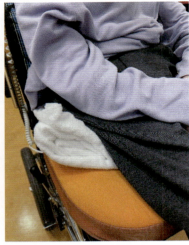

右側へ傾斜している骨盤には，ウェッジタオルの上にどのように座らせるかにより姿勢が変化する。右側の坐骨結節，大殿筋にしっかりとウェッジが接触するような座らせ方がポイントとなる。

介入の結果をチェック！

😊 After ✨ どう変わった？

正面姿勢

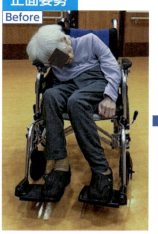
Before

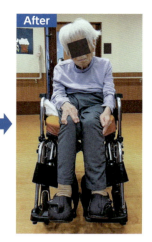
After

- 体幹が右側方に傾斜（左凸側弯）していたが，正中位を保持できるようになっている。
- 頭部の位置も正中位となり，対称性が確保されるようになった。

側面姿勢

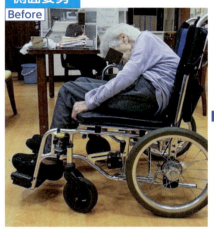
Before

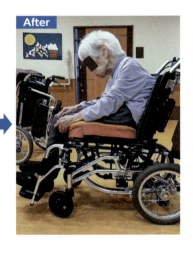
After

- 胸椎・腰椎のレベルで高度の弯曲を形成していたが，骨盤の支持性が改善したことである程度は重力に負けずに体幹，頭頸部を起こすことが可能となっている。

食事の様子

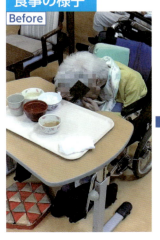
Before

▶ 12-2

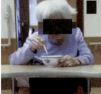
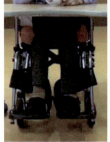
After

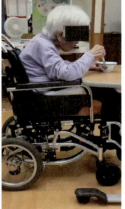

- 体幹を起こすことが可能となった。
- 両手での操作が可能となっている。
- スプーンで操作した食べ物を円滑に口腔に移送できている。
- 頸部の位置が中間位を保持できている。
- 安定的な嚥下が可能となった。

嚥下内視鏡検査（VE）で姿勢調整の効果を確認しよう！

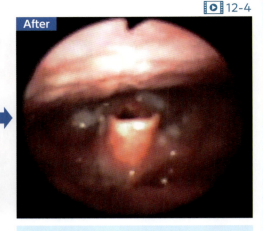

Before ▶12-3

- 嚥下反射が出現する前に，梨状陥凹部に食塊が移送される。
- 嚥下反射の惹起が遅延している。
- 嚥下後にも残留が目立っている。

After ▶12-4

- 適切な嚥下反射に改善している。
- ホワイトアウトの前に食塊が移送されることはなく，適切な嚥下反射の惹起が出現している。
- 嚥下後にも残留が少ない。

まとめ

- 重症度が高い本症例は，体幹や頭頸部の位置に非対称性が目立つ。
- 円背（猫背）により骨盤が後傾し，脊柱は弯曲を増強させるような姿勢に変容する。
- 胸郭が下方に引き下げられていくことから，舌骨下筋に強いストレッチが生じてしまう。
- 咽頭腔が拡大していくことで，口腔から咽頭に食塊を移送することが難しくなり，嚥下反射が惹起される前に喉頭侵入が生じている。
- 骨盤や脊柱の位置を適切な位置に置くことにより，円滑な摂食操作と安全な嚥下を獲得することが可能である。

⓰ 実際の介入症例
パーキンソン病（軽症例）

姿勢崩れレベル ★★☆☆☆

動画

最上谷拓磨

症例の概要

70歳代後半，女性。4年前から歩行障害があり，1年前からは安静時振戦が見られ，パーキンソン病と診断されL-DOPAを内服していた。今回，自宅で倒れているところを発見され，救急搬送となった。2カ月前までは歩行器を使用したり室内で壁や家具を伝って歩いて移動し，屋内の日常生活動作はおおむね自立していた。しかし，入院直前には基本的な生活動作のすべてに介助が必要な状態となっていた。入院時の生活動作は全介助状態であったが，薬の調整と運動療法により，付き添いがあれば歩行や階段の昇降が可能となった。食事は刻み食（1,500 kcal/日）が提供されていたが，摂食量は提供量の5〜8割と変動しており，看護記録には食べこぼしが目立つと記されていた。

😞 Before この姿勢のどこがダメ？

▶ 13-1 正面姿勢・食事の様子

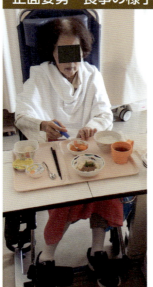

▶ 13-2 側面姿勢・食事の様子

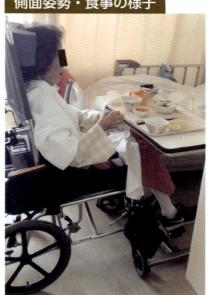

見るべきポイントは？ ➡

93

正面姿勢・食事の様子 図1

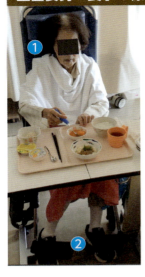

 ここをチェック！

- ❶ 頸部と体幹は正中位を保っているが，食物と口の距離が遠い。
- ❷ フットレストを使用しているため，足底が全面接地せず，踵が浮いている。

側面姿勢・食事の様子 図2

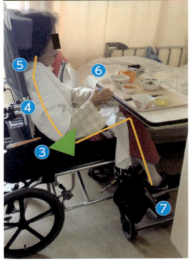

 ここをチェック！

- ❸ 骨盤が後傾している。
- ❹❺ 体幹が後傾し，バックサポートに寄りかかり頸部が過剰に屈曲している。
- ❻ 食器との距離が遠い。
- ❼ フットレストを使用しているため，足底が全面接地していない。その結果，膝・股関節が過度に屈曲している。

 動画はここをチェック！

- ❽ 食具を操作している際，肩甲帯が挙上している。嚥下筋群が上肢の動作に動員され嚥下機能を阻害する恐れがある。
- ❾ 食器が動いてしまい，スプーンで食物を掬いにくい。
- ❿ 食物をスプーンで掬った後，口に運ぶまでの距離が長く，不安定でこぼれそうになり，時間もかかる。
- ⓫ 頸部と体幹の過剰な屈曲姿勢により飲み込みにくく，うなずきながら嚥下している。

解決方法はこちら！ ➡

実際の介入　どう立て直す？

姿勢，食事環境　立て直しプラン

●**足の位置の調整**

　車椅子のフットレストを使用している場合，足がフットレストからはみ出すことで足底の接地面積が狭くなる（図1❷，図2❼）。また，フットレストが高いと，股関節が過度に屈曲し，腹部が圧迫されて食事の妨げになる。そのため，食事の際は足を床に下ろすことが望ましい。

●**体の後傾の修正**

　体の後傾に対しては，深く座り直す，バックサポートを立てる，タオルロールを背中の両側に挿入する（図3A）ことにより姿勢を改善できる。体の後傾が修正されると，体幹の前傾が得やすくなり，食物を口に運ぶ際に口で迎え入れやすくなる。

●**テーブルの配置の工夫**

　テーブルと体の距離を近づけるためには，テーブルを縦にして挿入する（図4B）。また，食物を操作する際に食器が動かないようにするため，おしぼりをお盆に敷くと効果的である（図4C）。

●**食事環境調整について施設内で共有するための工夫**

　姿勢を含めた食事環境の調整を病棟で広く実施するために，口頭での伝達だけでは不十分であり，継続性も得られにくい。視覚的に提示する伝達方法が効果的であり，ポスターを作成して掲示することで，正しい環境調整の継続が促進される（図5）。

🚫 禁忌事項，気をつけること

端座位が困難な患者の姿勢の崩れを防ぐ

　体幹筋力が著しく低下しており，端座位が困難な患者の場合，バックサポートを立ててタオルロールを挿入すると，前方に倒れる可能性がある。その際は，体幹ベルトの使用やチルト機能を搭載した車椅子を使用することにより姿勢の崩れを防ぐ必要がある。

図3 背中へのタオルロールの挿入	図4 テーブルの工夫
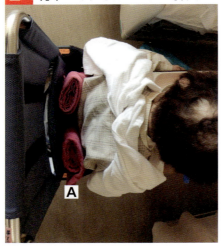	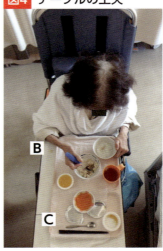
A：パーキンソン病患者は円背を呈することが多く，突出した脊椎がバックレストに接触し，その両端は接触しないことがあるため，隙間を埋めて接触面積が広くなるようにタオルロールの形を整えて挿入する。	B：テーブルを横向きに使用すると，車椅子の車輪が邪魔になり，身体との距離が遠くなる。オーバーテーブルを使用する際は，縦向きに差し込むことにより身体との距離を近づけることができる。 C：使い捨てのおしぼりや濡らした薄い布を食器の下に敷くことにより，食物を操作する際に食器が滑ったり傾いたりするのを防ぐ。

図5 患者の食事環境調整について記載したポスター

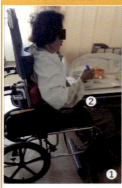
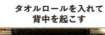
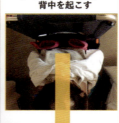
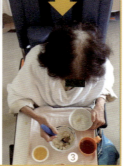

ポスターは，1枚の書面に実際の写真を用いて図示することにより，看護師や介護士の担当が日によって変わっても対応できるようにする。

立て直しのコツ　座り位置の確認と背面に挿入するタオルロールの調整

図6 座り位置の確認

a　座り位置が不適切（浅い）

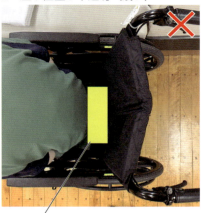

身体を前傾すると骨盤後面とバックサポートが離れている

b　座り位置が適切（深い）

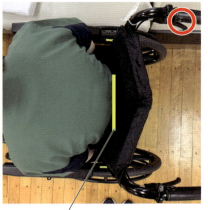

身体を前傾しても骨盤後面がバックサポートに接している

> 座り位置の確認は身体を前傾させて行う。前傾した際にも骨盤後面がバックサポートに接していれば深く座れており，適切である。

図7 タオルロールの調整

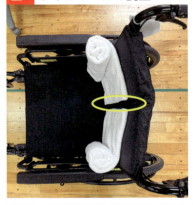
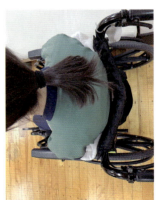
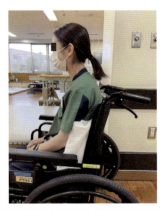

> タオルロールは脊柱の突出している部分に隙間ができるように調整して挿入すると姿勢が安定しやすい。

介入の結果をチェック！

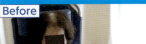 **どう変わった？**

正面姿勢・食事の様子　▶13-3

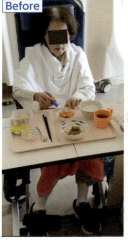
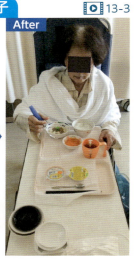

- 食物と口の距離が近くなり，食事の際に頭部を屈曲させながら口を近づけて食物を迎え入れることができるようになった。
- 頸部の左右回旋の自由度も向上している。
- スプーンが口腔内に入る際の角度も水平方向に改善されており，食物の輸送が安定して溢れにくくなっている。

側面姿勢・食事の様子　▶13-4

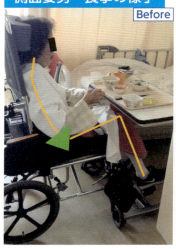
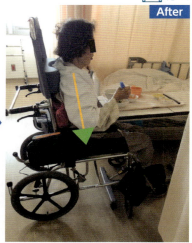

- 体幹が起きており，頭部は骨盤の上に位置している。股関節も90°に保たれ，頭部はヘッドレストから離れており，食事時の前屈や回旋の動作が行いやすい姿勢になっている。
- 腹部にテーブルが接し，食物を口に運ぶ際に頭部を前屈できるため，口が常にテーブルの垂直線上に位置している。その結果，食べこぼしによるズボンの汚れを防ぐためのタオルが不要である。
- 足底は床にしっかりと接地し，膝関節は90°に屈曲している。
- 姿勢が安定したことにより食具の操作がスムーズで速くなり，両手を使った協調動作が可能になっている。例えば，右手でスプーンを操作し，左手でコップを持つことや，タオルで口を拭くなど，多様な動作ができるようになっている。
- 食物と口の距離が近くなり，食物の輸送時間が短縮され，安定性が向上することにより食べこぼしのリスクが軽減している。

まとめ

- ●パーキンソン病患者は，円背などの姿勢変化に加え，姿勢反射障害による自己修正が困難である。従って，骨盤や体幹が後傾した座位姿勢のまま食事を開始しやすい。

- ●体幹が後傾した姿勢は，食物との距離が遠くなるだけでなく，食物の操作や咀嚼，嚥下を阻害する。

- ●骨盤や体幹の後傾を是正するためには，椅子に深く座らせて骨盤を立て，背面にタオルロールを挿入し，足底全体を接地させ，テーブルを差し込むなどの対応を行う必要がある。

- ●姿勢が是正されると，上肢の動作が円滑になり，食物の操作が安定する。また，スプーンで運ぶ食物に口を近づけて迎え入れることができ，食べこぼしが改善される。咀嚼や嚥下も促進され，食事による疲労感や誤嚥のリスクが軽減される。

11 実際の介入症例

パーキンソン病（中等症）

姿勢崩れレベル ★★★☆☆

渡邊拓磨

症例の概要

70歳代前半，女性。経過9年のパーキンソン病であり，Yahr分類Ⅲ～Ⅳ相当。現在は薬剤療法で治療中。内服量を増量し外来診察にて経過していたが，wearing-offの増悪やoff時間の延長などを認め，脳深部刺激療法（deep brain stimulation；DBS）目的に入院となった。術後2～3週が経過し食事の自力摂取も可能となってきたが，食事に時間を要しており，疲労感の訴えも認めていた。

😟 Before この姿勢のどこがダメ？

正面姿勢
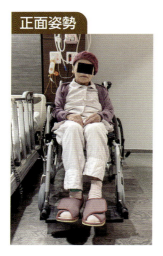

側面姿勢
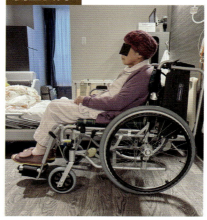

食事の様子　14-1
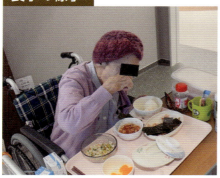
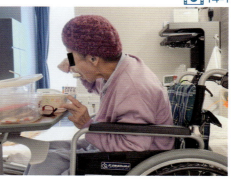

見るべきポイントは？ ➡

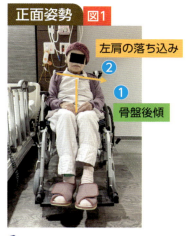

正面姿勢 図1
② 左肩の落ち込み
① 骨盤後傾

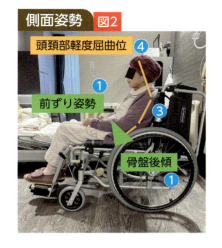

側面姿勢 図2
④ 頭頸部軽度屈曲位
① 前ずり姿勢
③
① 骨盤後傾

ここをチェック！

① 椅子，車椅子上では骨盤後傾，前ずりが目立っている。
② 正面からみると左肩が落ち込んでおり，体幹の軽度左側屈を認める。
③ 円背姿勢であり，バックサポートに寄りかかる姿勢を取っている。
④ 頸部に軽度前屈を認める（首下がり）。

食事の様子 図3

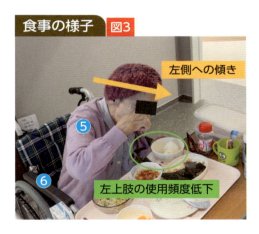

左側への傾き
⑤
⑥ 左上肢の使用頻度低下

ここをチェック！

⑤ 食事場面では体軸が左へ傾いている影響から左上肢の使用頻度が少なく，利き手である右上肢の使用が目立っている。
⑥ 安静姿勢からバックサポートに寄りかかっており，前ずりが目立つ。
⑦ 口腔に取り込む際に体幹前屈が見られており，それに伴い左下肢では不随意運動（ジスキネジア）が誘発されている。

図4

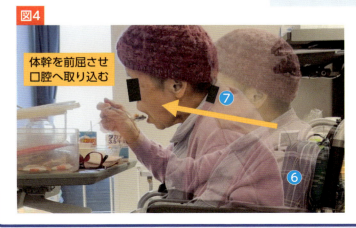

体幹を前屈させ口腔へ取り込む
⑦
⑥

解決方法はこちら！

Ⅱ 実際の介入症例／パーキンソン病（中等症）

101

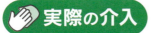 **実際の介入** どう立て直す？

姿勢 立て直しプラン

　パーキンソン病患者では腰曲がりや首下がり，斜め徴候などの姿勢異常を認めることが多い[1]。体幹の円背姿勢に伴う後方重心により，骨盤は後傾位でバックサポートに寄りかかる姿勢を取っており，前ずりが目立っている。また，口腔への取り込み時には体幹の前屈による代償的な摂食動作が見られ，左への体軸の崩れから右上肢を使用した摂食動作が中心となっている。

● 骨盤位置の調整とバックサポートの調整
　骨盤後傾を適切な位置に調整し，バックサポートを調整することにより，体幹前屈での代償動作を軽減させ，摂食動作の安定性向上や食事時間の短縮，疲労感の軽減を目指す。

 禁忌事項，気をつけること

骨盤を起こす角度を慎重に設定する
・仙骨部に褥瘡がある場合などは，局所的な圧迫が増強する可能性があるため注意が必要である。
・坐骨結節と仙骨を起こすことにより，骨盤の位置が前方に滑っていく場合（後傾が増強される場合）は姿勢立て直しプランは無効となる。
・ウェッジなどの厚みが大きくなると，骨盤の前傾角度に伴い体幹が前方に傾斜することがある。骨盤を起こす角度は，体幹が適切な伸展位を確保できているかどうかもチェックしたうえで設定する。
・パーキンソン病患者特有のジスキネジア症状を認める場合，設定した姿勢以上に動いてしまい滑落や前ずりの増大など不良姿勢を助長させることもあるため，対象者の症状の程度や姿勢調整後も注意深く姿勢を評価する。

図5 ウェッジタオルの作製方法

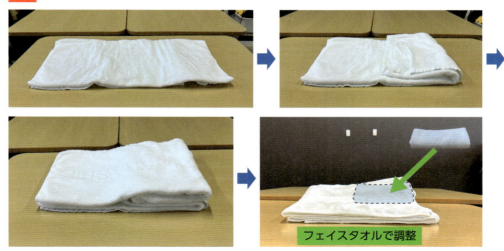

フェイスタオルで調整

ウェッジタオルは後方を厚くし，前方へ向かうにつれて薄くなるように作製する。本症例では，バスタオルを2枚重ねて厚みを調整した。また，体軸が左へ傾くのを修正するため，フェイスタオルを三つ折りにし，ウェッジタオルの左後方に追加した。この際，フェイスタオルを追加することでウェッジタオルの後方が過度に厚くならないよう，注意が必要である。

図6 ウェッジタオルの設置

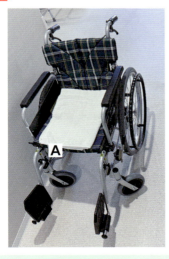
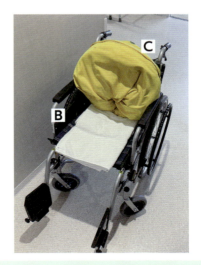

A：骨盤後傾の調整を目的に，座面後方にバスタオルで作製したウェッジを設置。これにより骨盤を前傾位へ修正することが可能となる（座面に設置するウェッジの作製方法は図5を参照）。

B：体幹の左への崩れは軽度であったため，ウェッジ設置時に左側に厚みをもたせることで修正を図った。

C：バックサポートの調整としてクッションを背面に設置することで，体幹後傾位でバックサポートに寄りかかっていた姿勢から垂直位となるように修正を図った。

介入の結果をチェック！

😊 After ✨ どう変わった？

正面姿勢

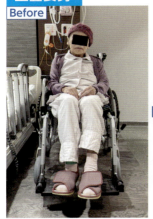
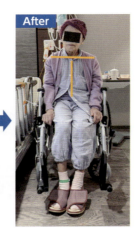

- 左肩が下がり，軽度左側屈を認めていた体幹の左右差が軽減されており，垂直位に近い姿勢となった。

側面姿勢

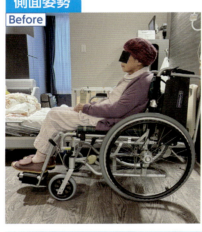
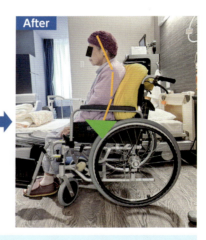

- 骨盤の後傾が改善され，バックサポートにクッションを設置したことで体幹を正中位で保持することが可能となった。
- 円背姿勢に伴う頸部・体幹の前屈が軽減され，下顎も後方へ引けている。

食事の様子 🎥 14-2

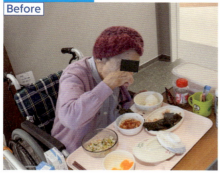
Before

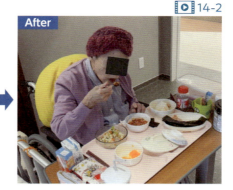
After

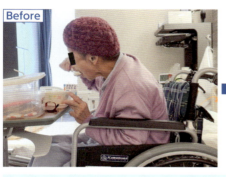
Before

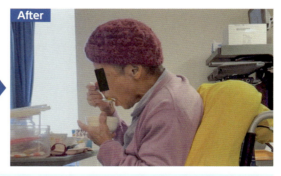
After

- 食事場面で目立っていた口腔への取り込み時の体幹前屈が軽減され，食事摂取時間も短縮している．
- 左上肢での食器操作もしやすくなっており，食事摂取の効率が改善．食事がしやすくなり，疲労しづらくなったとの発言もきかれた．

まとめ

- パーキンソン病患者特有のジスキネジアや腰曲がり，首下がりなどの姿勢異常により，椅子座位や車椅子座位姿勢が不良となるケースは多い．また，wearing-offにより無動や固縮を強く認める例では，自身で不良姿勢を修正することがさらに困難となる．
- 本症例では，安静座位姿勢をウェッジやクッションを用いることで安定させ，食事摂取時の代償動作が生じないようにすることで，食事摂取の効率や疲労感の軽減を認めた．
- 患者ごとにwearing-offの症状や安静時の姿勢を観察し，安定した姿勢がとれるような環境設定を考えていく必要がある．

● 引用文献
1) 森若文雄 監，内田 学 編：姿勢から介入する摂食・嚥下 パーキンソン病患者に対するトータルアプローチ．p.138-139，メジカルビュー社，2020．

⓫ 実際の介入症例

パーキンソン病（重症例）

姿勢崩れレベル ★★★★★

内田 学

症例の概要

　80歳代前半，女性。患者は毎年海外旅行に出かけるなど活動的であったが，60歳代時に起立性低血圧や嗅覚異常などの非運動障害，歩行時のつまずきや安静時振戦などが目立つようになったことから専門医を受診し，パーキンソン病の診断を受けた。70歳代までは不安定感なくT-caneを使用した歩行が可能であったが，80歳で誤嚥性肺炎を発症してから寝たきりの生活となった。現在のHoehn ＆ Yahrの重症度分類はⅣ度であり，起立，歩行などには介助が必要となり日常的な移動は車椅子で対応している。

　パーキンソン病に関連する身体症状としては，両側上下肢に出現する強い筋強剛，無動，姿勢反射障害が目立ち，自発的な動きはほとんど認められなかった。ほぼすべてのADLで介助を要しており，食事動作における摂食行為は30％程度であれば自己摂取が可能であるが，食事の後半になると動作継続が困難となり介助下で食事をしている。全身の筋強剛は屈筋に優位性が認められ，車椅子上の座位姿勢は，前屈を強めた屈曲姿勢で固定されていた。また，Pisa徴候の影響も加わり，常に体幹は右側方向に傾斜していた（**Before 正面姿勢**）。抗パーキンソン病薬の服薬は20年以上継続しており，on-off現象などの体調に差が出る所見は認められなかった。

😟 Before　この姿勢のどこがダメ？

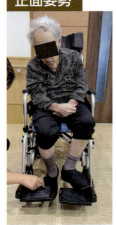
正面姿勢

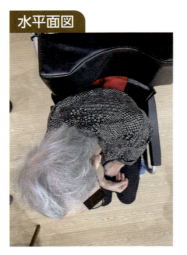
水平面図

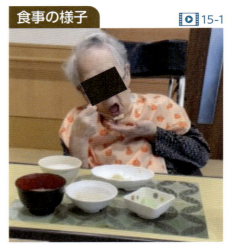
食事の様子　▶15-1

見るべきポイントは？

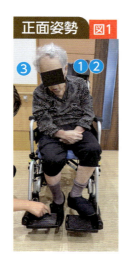
正面姿勢 図1

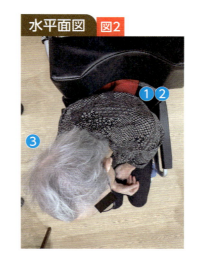
水平面図 図2

ここをチェック！

❶ 全身に出現している屈筋の筋強剛により，車椅子に身体を預けた姿勢を保持することが困難になっている。

❷ ヘッドレストに後頭部を接触させることができないほど，全身の屈曲姿勢が増強している。

❸ Pisa徴候や姿勢反射障害などの影響により，身体軸が右側方向に傾斜し正中位を保持することが困難となっている。傾斜した姿勢を修正するような立ち直り反応などは頭頸部，体幹に認められず，骨盤から上位の構造が右側へ傾斜している。

❹ 無動の影響もあり，車椅子に座った姿勢では調整するような細かな運動は認められず，全身の緊張を高めたまま動きが出現しない状態である。

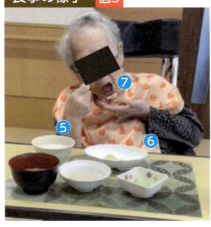
食事の様子 図3

動画はここをチェック！

❺ 右側へ傾斜した状態のままスプーンを活用して食事をしており，体幹の支持性が得られていないなかでの上肢操作であるため，随意性や安楽性に欠ける。

❻ 食事を口腔へ移送することも困難となり，最終的には手で捕食した状態で取り込むような代償作用が認められる。

❼ 身体軸が傾斜していることにより顎関節運動に左右差が生じ，開口に不利な状態となっている。上肢の運動制限があるなかで捕食を行おうとするため，嚥下筋自体にも過剰な筋活動が生じてしまい嚥下困難感が出現している。

Ⅱ 実際の介入症例／パーキンソン病（重症例）

- 本症例は，パーキンソン病に多く出現する屈筋の強剛に支配されており，前傾前屈姿勢が顕著に認められる。
- 長期間に及ぶ異常な筋緊張の継続は，軟部組織や関節などの可動性を失わせるため，二次的な関節拘縮や筋の短縮などが形成されてしまう。したがって，全身が一塊になったような状態となり車椅子に適応させられるようなリラックスした姿勢が得られていない。
- 身体軸の正中位が理解できておらず，傾斜している姿勢も理解できていない状態である。これは，Hoehn & Yahrの重症度分類がIV度である患者，およびPisa徴候が陽性である患者の特徴でもある。
- 弯曲する座面に対して，どのように座るかにより骨盤の位置が変容してしまう（図4）。ちょうど真ん中に座ることができれば体幹を正中位に保てるが，本症例は左側の座面に寄せた座位姿勢をとることが多く，上部体幹は右側へ傾斜してしまう。Pisa徴候などと合わさった身体軸の傾斜を助長している状態である。

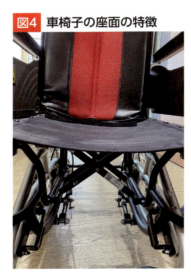

図4 車椅子の座面の特徴

劣化に伴い生地がたわんでしまう。

解決方法はこちら！

実際の介入 どう立て直す？

姿勢 立て直しプラン

● **身体軸の右側への傾斜解消を最優先に考える**

　パーキンソン病に伴う前屈姿勢は，関節の拘縮が進行しており各関節の可動性が期待できないことから，姿勢反射障害とPisa徴候により身体軸が右側へ傾斜する問題を最優先に検討する。

● **車椅子の座面のたわみを解消させる**

　車椅子の座面の劣化により生地がたわんでしまっている。床面に対して平衡の座面を形成するため，たわみが生じた部分に段ボールを舟底型に加工し（図5），たわみが生じている座面の空間を埋める（図6）。座面のたわみが解消することで，着座の位置により身体軸が傾斜するリスクを回避できる。

🚫 禁忌事項，気をつけること

座面の劣化も姿勢を崩す原因になる

・段ボールの加工は，車椅子の生地の実際のたわみに対して補填する必要がある。また，使用していた患者の座り方（習慣）などによりたわみが生じる部位も一台一台異なっている。設置する際には，たわみの深さと最もたわんでいる部位の確認などを確実に行わなければならない。

・段ボールは反発力が強いため，直接座るような対応をしてしまうと褥瘡などの発生リスクが高くなりやすい。また，ズボンの生地などに対しては摩擦係数が低く滑りやすくなるため，直接段ボールに座らせることは想定しないほうがよい。ある程度の衝撃を吸収できるクッションなどを重ねて使用するほうが安心である。

・車椅子の座面と段ボール，また段ボールとクッションも摩擦が低く滑りやすくなる。体動の激しい患者などでは前方へ滑落するリスクも高くなる。したがって，各素材の間には滑り止めマットなどの摩擦係数の高いものを固定に用いるほうが安全である。

立て直しのコツ 車椅子の座面に設置する段ボールの加工

図5 舟底型に加工した段ボール

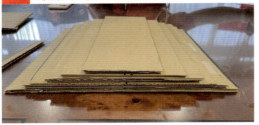

車椅子の座面のサイズに合わせて段ボールをカットする。40cm，35cm，30cm，25cm，20cm，15cmとカットし，両面テープで接着する。
座面がたわんでいるスペースに収まるように作製する。

図6 加工した段ボールの車椅子への設置

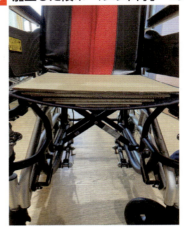

たわんだ座面のスペースに段ボールを固定し，フラットな座面にする。

図7 座面の調整による座位姿勢

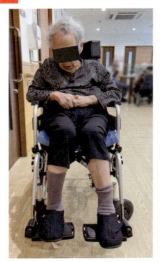

座面の調整だけでは右側への傾斜を解消できなかったため，右側から骨盤と体幹を支持するようにアームサポート部分に座布団様の薄いクッションを巻き付けて固定する。

図8 座面とアームサポートに対するポジショニングの実施 ▶15-2

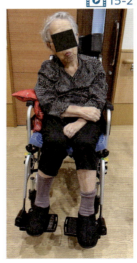

骨盤の位置が適切となり，身体軸も正中位に近い状態に変化した。

→ 介入の結果をチェック！

😊 After ✨ どう変わった？

正面姿勢

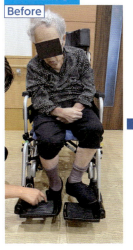
Before

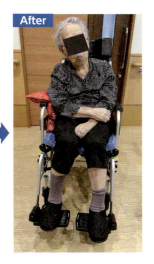
After

- 体幹の前屈は変化していないが，右側への身体軸の傾斜はほぼ正中位を保持することが可能となった。
- 両側の骨盤（腸骨稜）と肩甲帯（肩峰）の位置も，床面に対して平行を保つことが可能となり，安楽な座位姿勢が確保された。

食事の様子

 15-3

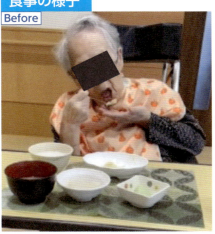
Before

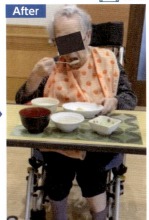
After

- 体幹の位置が適切になったことで，肩甲骨の位置は中間位に戻すことができている。上肢操作の際の肩関節，前腕，肘関節の運動にもゆとりが生じ，スプーン操作の随意性が大きく改善した。
- 摂食操作は，口腔までスプーンを移送することができており，安楽な食事動作が遂行できている。
- 捕食操作にもゆとりが生まれていることで，嚥下筋の過剰な筋活動も改善した。

嚥下内視鏡検査（VE）で姿勢調整の効果を確認しよう！

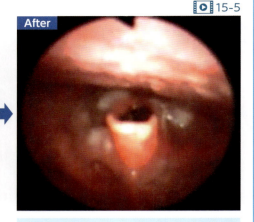

Before　▶15-4

- 身体，頭頸部が右側へ傾斜していることから，食物は重力の影響を受けて右側の咽頭側壁のみを辿って移送される。
- 嚥下反射の惹起が遅延しており，喉頭侵入が認められる直前の危険な嚥下状態である。
- 嚥下後にも喉頭蓋谷や梨状陥凹部に残留物が移送されており，1回の嚥下ですべての食物を嚥下することが困難になっている。

After　▶15-5

- 右側に集中した食物の移送は解消され，1回の嚥下ですべての食物を嚥下できるようになった。
- 嚥下後に若干の残留が認められるが，誤嚥を起こすことなく，安全な嚥下が獲得されている。

まとめ

- 本症例は，パーキンソン病に特異的に出現する筋強剛と姿勢反射障害，Pisa徴候などにより身体軸が屈曲方向と傾斜方向の多方面に崩れる特徴があった。ポジショニングを展開するうえで意識すべきことは，外発的な支持物を挿入することで改善できる身体構造の部分と，改善が期待できない部分を明確に見きわめることである。

- 長期間に及ぶ屈曲姿勢は，二次的に関節拘縮などを形成している可能性が高く，ポジショニングなどを用いても十分な効果が得られにくい。もちろん，頭頸部に出現する屈曲姿勢は舌骨下筋に対する伸長刺激となり，喉頭挙上を抑制することになるため，解消すべき問題点ではある。しかし，物理的に限界があると判断し，体軸と頭頸部の傾斜条件に対する介入を優先させた。当初の右側への傾斜条件は，下側（右側）の食道入口部に食物が集中してしまい，嚥下困難感を形成させていた。嚥下の機能としても，大量の食物を一側の食道入口部へ移送することは困難であることから，可能な限り身体軸を正中位に保持することで咽頭・喉頭を通過する食物に重力と同じ向きの力を加えることが嚥下困難感を解消する鍵となる。

●身体軸を正中位に近づけるポジショニングにより，嚥下機能の改善に加えて上肢機能の運動性の改善も可能となった。傾斜条件では，スプーンを操作する上肢の運動性が窮屈な操作になっているが，正中位に戻せたことで肩甲帯の本来の役割である上肢機能の支持作用が再獲得された。両側の顎関節運動にも明らかな開口障害が見られ，捕食時の過剰な筋活動も消失したことで安楽な咀嚼，嚥下が行えるようになっている。

●屈曲条件，傾斜条件などが複合的に重複している患者が非常に多いが，すべての構成要素を正常に近づける必要はなく，患者にとって有利に作用するポジショニングを選択することが重要である。

11 実際の介入症例

四肢麻痺（軽症例）

姿勢崩れレベル ★★★★★★

小林謙介

症例の概要

90歳代前半，女性。3年前に脳血管障害による四肢麻痺を呈し，左上腕骨近端骨折受傷を機にADLが低下し老健に入所。ADLの低下，認知機能の低下が進み，在宅復帰困難となり2年前特別養護老人ホーム入所となる。両上肢に骨折の既往あり，肩/肘/手関節に可動域制限あり。

基本的動作能力は，寝返り，起き上がり，移乗は軽度介助で可能。端座位は保持不可，支持物ありで保持可能。食事場面では左側の傾きが常に見られている。

😟 Before この姿勢のどこがダメ？

正面姿勢
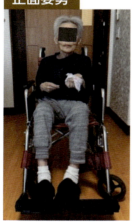

側面姿勢
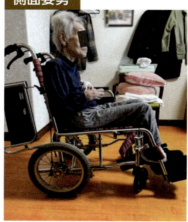

16-1
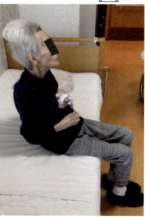

食事の様子 16-2
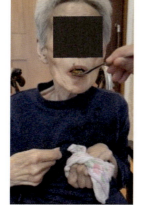

16-3
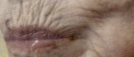

見るべきポイントは？ ➡

正面姿勢 図1

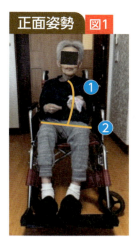

👉 ここをチェック！

❶ 脊柱には左凸の側屈が認められる。

❷ 骨盤の傾斜（右骨盤の挙上，左骨盤の沈み込み）がみられる。

側面姿勢 図2

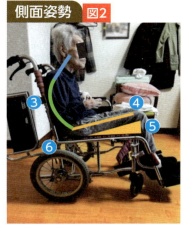

👉 ここをチェック！

❸ 頚部には軽度の頚部前頭位が認められる。骨盤は後傾，脊柱は円背姿勢となっており，座る姿勢は仙骨座りとなる。

❹ 体格と車椅子の適合が不良であり，フットサポートに両足底を乗せると股関節が屈曲位となり，大腿部遠位が浮き上がってしまう。

❺ 大腿後面は常に浮きあがってしまうため，座面との間に隙間が見られる。

❻ 座面が低いことから，常に骨盤には後傾させるような回転モーメントが加わっている。

図3

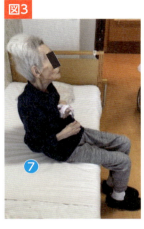

👉 動画はここをチェック！

❼ 基本的な座位保持能力として，支持物なしでは座位保持が困難であり，立ち直り反応も見られない。

食事の様子 図4

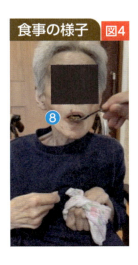
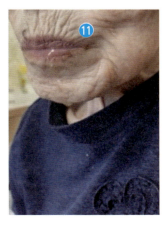

👉 動画はここをチェック！

❽ 開口が狭く，口腔内への取り込みも弱い。

❾ 咀嚼は単調であり，左右方向への運動幅が少ないため，咀嚼効率が低下している。

❿ 口腔内に取り込んでから嚥下反射が惹起されるまで18秒を要する。

⓫ 口唇閉鎖が弱く，咀嚼運動時に流涎が出現する。

解決方法はこちら！ ➡

Ⅱ 実際の介入症例／四肢麻痺（軽症例）

実際の介入 どう立て直す？

姿勢 立て直しプラン

　本症例は円背，四肢の可動域制限が見られ，車椅子に適合していない状態である。円背の影響で骨盤は後傾して仙骨座りとなり，頚部の前方突出が強まっている（図1，2）。

●**座高を上げる**
　座面の高さが不適合を起こしているため，座高を高位へと変更する必要がある。厚めのクッションなどを用いて修正する（図6）。座高が上がることで，骨盤の後方へと加わる回転モーメントを減弱させる。

●**骨盤を中間位に近づける**
　座面後方に骨盤の後傾を抑制するアンカーを置くことで，骨盤の位置をより中間位に近づけるように働きかける（図6）。

●**骨盤の傾斜の改善**
　骨盤の傾斜（左側への沈み込み）が認められるが，これについては上記の2つのプランにより骨盤の位置が適正化され，大腿後面と座面との接触面積の増加により改善することが予想される。

🚫 禁忌事項，気をつけること

姿勢が過剰に前傾しないように注意する

　骨盤の前傾を促すために，座面の後方に三角形のクッションを設置するなどの対応を行うことがある。クッションなどの厚みは細かな調整が困難であり，逆に骨盤，体幹を前方に傾斜させてしまうという状況も起こりうる（図5）。
　ポジショニングを実施する前後で姿勢を確認する必要がある。

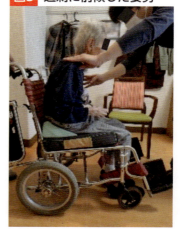
図5　過剰に前傾した姿勢

図6 座面へのクッションの設置

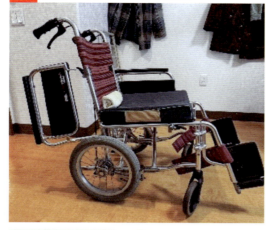
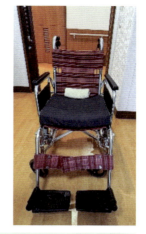

高さ10cmの座面に敷くクッションを設置する。座面クッションは素材や厚さなどによりさまざまな種類があるので，患者の姿勢の状態によって使い分けるのが望ましい。骨盤前傾位への促し，隙間を埋めるためのアンカーとして，フェイスタオルをロール状に丸めたものを設置している。

図7 ポジショニングの実施

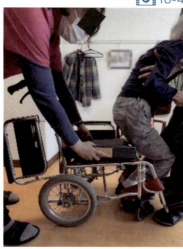
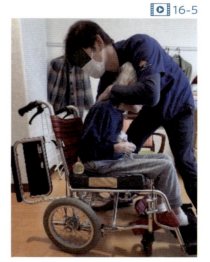

頭頚部前方突出の変化を確認する。

😊 After ✨ どう変わった？

正面姿勢

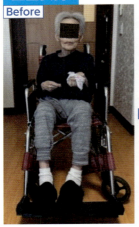
Before

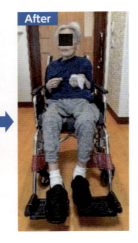
After

- 左側に沈み込んで傾斜していた骨盤は，左右対称となった。同時に頸部も正中に近い位置となり，姿勢の変化が生じている。

側面姿勢

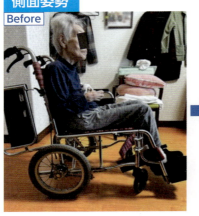
Before

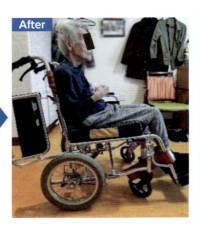
After

- 座面クッションを設置し，座高を高位にすることで，骨盤の後方への回転モーメントが減少した。
- 座面と大腿部が平行となり，接触面積が増加した。
- 頭部の位置を適切な位置に保持することが可能となった。

食事の様子

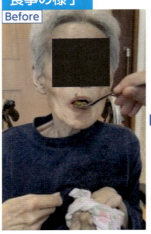
Before

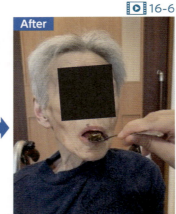
After 📹 16-6

- 頭頸部の位置が改善したことにより，顎関節運動が円滑となり開口量が増加した。
- 適切な位置に頭部を保持できていることで，嚥下筋が姿勢保持に参加する必要がなくなり，安楽な咀嚼，嚥下が遂行できている。
- 咀嚼効率の改善により，16秒で嚥下反射が惹起される。
- 口腔期の機能が適切に発揮されることで流涎が減少した。

嚥下内視鏡検査（VE）で姿勢調整の効果を確認しよう！

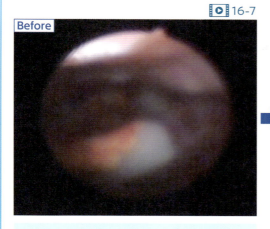

- 嚥下惹起遅延が著しく，梨状窩及び喉頭蓋谷に貯留したままの状態である。

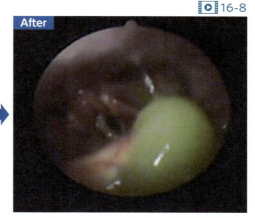

- 嚥下惹起遅延はあるものの，喉頭蓋谷のレベルで嚥下反射惹起が見られ，嚥下後の残渣も軽度な様子が観察された。

まとめ

- 本症例は，一見は適切に座位姿勢が保たれているように観察される。しかしながら，骨盤の位置や脊柱，頭頸部の構造などを評価すると，嚥下に対して不利な条件で食事が提供されていることが観察された。

- フルオーダーメイドの車椅子であれば，体格に適合したものが作製されるが，すべての症例で用意できるわけではない。また，本人の状態も加齢等により変化していくため，不適合を起こすことが多い。

- 座面の高さが低いという条件なども，重力環境下では骨盤を後傾させる力に変化してしまうため，座位姿勢については個々に評価を行う必要がある。

- 軽度の姿勢崩れは，ポジショニングで使用するクッションなどが大きすぎたり硬すぎたりすることでかえって姿勢を不良にしてしまう場合もある。常にポジショニングの効果を見比べながら，患者にとって最良の形を探していくことが要求される。

11　実際の介入症例

四肢麻痺（中等症例）

姿勢崩れレベル ★★★☆☆

動画

藤本　潤

症例の概要

　70歳代前半，女性。3歳時に脳炎を発症し，重度知的障害，四肢麻痺。30歳代に知的障害者施設へ入所。日常生活は自立していたが，5年前より徐々にADLが低下し，1年前に療養型病院へ入院。現在ADLは全介助レベル。
　食事は，ペースト食を全介助で摂取しており，むせ込みも認められる。

😟 Before　この姿勢のどこがダメ？

正面姿勢
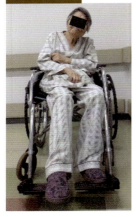

側面姿勢
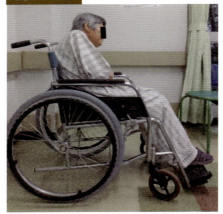

食事の様子　▶ 17-1
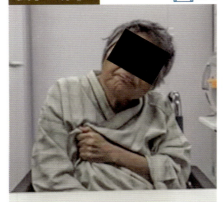

見るべきポイントは？ →

正面姿勢 図1

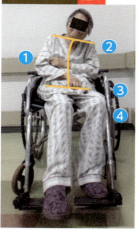

ここをチェック！

❶ 側弯が生じている（右凸）。

❷ 体幹が左に側屈し，頭頸部が左側に傾斜している。

❸ 骨盤が左回旋し左に沈み込んでいる。

❹ 左大殿筋の萎縮が認められ，座面の接触部位に左右差を認める。

側面姿勢 図2

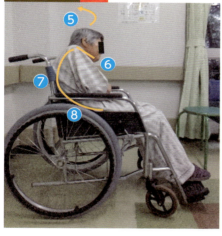

ここをチェック！

❺ 頭頸部が伸展している。

❻ 下顎が肩峰より下に位置しており，下顎突出（頸部前頭位）となっている。

❼ 重度の円背であり，胸椎部とバックサポートとの接触点に圧力が集中している。

❽ 骨盤が後傾位をとり，仙骨座りを呈している。

食事の様子 図3

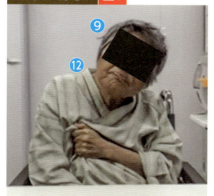

動画はここをチェック！

❾ 頭頸部が傾斜しており，介助をされるスプーンの面に口の位置が適合しない。

❿ 開口量が小さい。

⓫ 体幹が後方に位置した状態で口腔を動かすため，取り込みの際には頸部の過活動が表面化する。

⓬ 頸部の伸筋に過剰な活動が生じている。

⓭ 嚥下反射時の努力性が著明である。

⓮ むせ込みを認める。

解決方法はこちら！

II 実際の介入症例／四肢麻痺（中等症例）

121

実際の介入　どう立て直す？

姿勢　立て直しプラン

●座面の調整を行う

　本症例は，四肢麻痺だが麻痺の程度に左右差を認め，左上下肢のほうが右上下肢に比べ麻痺が重度である。そのため，不活動による大殿筋の萎縮にも左右差があり，骨盤が左に沈み込み，体幹も左側屈している（図1）。

　左側の座面にウェッジを設置し，外側から中央に向けて傾斜をつけることで，体軸を正中位にする。

●座り方を工夫する

　重度円背の影響で，骨盤は後傾し，下顎が肩峰よりも下に位置しており，前方を見ようとすることによる影響で頭頚部も伸展（頚部前頭位）している（図2）。骨盤を中間位にするために前傾位に操作すると，さらに頭頚部伸展が助長されてしまう。座面後方にウェッジを設置し，あえて骨盤は後傾位（前方に滑らせる）にすることで，頭頚部伸展を抑制し，下顎突出姿勢にならないように座る工夫をする。

※環境的に可能ならば，リクライニング車椅子への変更や，背張りをゆるめるなどの調整も評価し，実施したほうがよいが，本症例の場合は環境的に困難なため，標準型車椅子で姿勢調整を行っている。

禁忌事項，気をつけること

環境への適応が難しい症例は，日常的な姿勢やスキンチェックが重要

- 重度知的障害は，環境の変化への適応が難しいことや日によって変動が大きいことを考慮し，評価や姿勢調整を何回も実施することが重要である。
- 骨盤が後傾している場合，仙骨部に褥瘡が発生しやすいため，普段から注意深く観察する。
- 骨盤を前方に滑らせすぎてしまうと，車椅子から転落する危険性があるので気をつける。

図4 座面後方へのウェッジタオルの設置

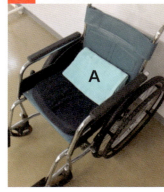
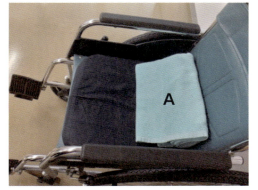

座面の後方に，2枚のバスタオルで作製したウェッジを後方が高く（厚く）なるように設置する。骨盤を起こす（中間位）ために設置するのではなく，骨盤は後傾したまま車椅子と骨盤後面の隙間を埋めるようにウェッジの高さを調整する。設置後，側面姿勢から観察し下顎突出姿勢になっていないことを確認する。

ウェッジタオルAの重ね方

図5 厚みの異なるウェッジタオルAの組み合わせによる傾斜の調整

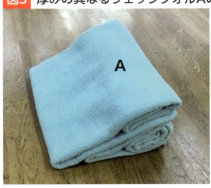
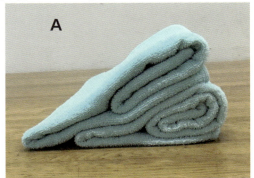

6層のウェッジタオルと4層のウェッジタオルを作製し，重ねる。前方から後方へ2層・4層・6層・8層・10層と段階的に厚くなっていくようにすることで，骨盤や腰部との接地面積を増やすことでき，姿勢の安定性を得られやすくする。

| 図6 | 座面側方へのウェッジタオルの設置 | 17-2 |

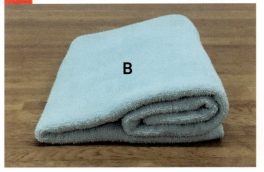

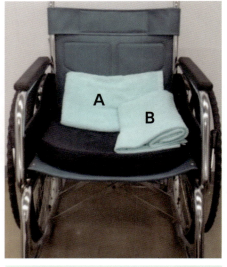

正面から見たときに，骨盤が左に沈み込み，体幹が左に側屈している姿勢に対して，ウェッジを外側が厚くなるように設置する。

大殿筋の萎縮も右に比べ左が優位に認められるので，ウェッジAの2層部分にウェッジBを重ねるように設置する。

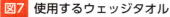

ウェッジタオルの組み立て方

図7 使用するウェッジタオル

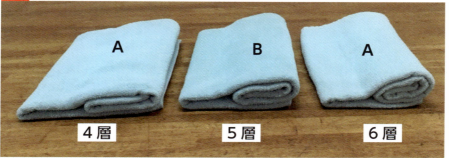

本症例の姿勢調整では，内田[1]のウェッジタオルの作製方法を参考に，3種類のウェッジタオルを使用した。ウェッジタオルを折り込む長さと折り込む回数で高さを調整する。

図8 5層のウェッジタオル（B）の作製方法

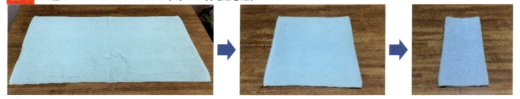

バスタオルを四つ折りにする。

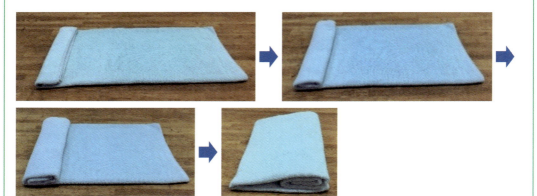

一側から3回折り込み，反対に返し，折り込んだ側と余りの部分で厚さに差が出るように畳む。

介入の結果をチェック！

😊 After ✨ どう変わった？

正面姿勢

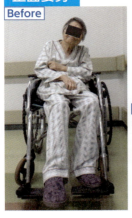
Before

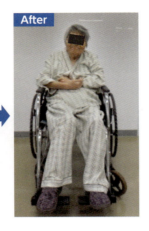
After

- 左側に傾斜していた骨盤は，座面の支持を得ることで左右対称となり，左側に傾斜した体幹が正中位を保持できている。
- 左に傾斜していた頭頸部も正中に近い位置まで姿勢変化が生じた。

側面姿勢

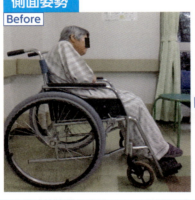
Before

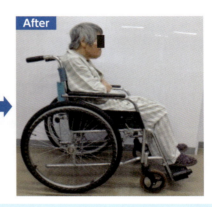
After

- バックサポートとの接点として胸椎部の接触が強かったが，骨盤後面の支持（ウェッジ）により，座面から胸腰椎部の接触面積が増加した。バックサポートを後方に押す力が骨盤を前方に移動する力となっていたが，適切な座面での姿勢保持が可能となった。

食事の様子

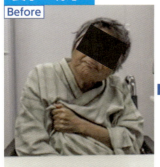
Before

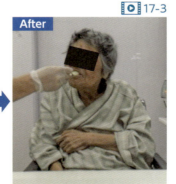
After　🎬 17-3

- 介助を受ける際の口腔の位置が適切（平行）になった。
- 頭頸部の位置が改善したことにより，顎関節運動が円滑となり開口が増加した。
- 頸部の過剰な緊張が減少した。
- 口腔底保持が円滑となり，嚥下時の口輪筋活動が増加した。
- 適切な嚥下反射が出現し，むせなどの所見が減少した。

嚥下造影検査（VF）で姿勢調整の効果を確認しよう！

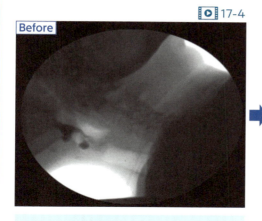
Before ▶17-4

- 奥舌から喉頭蓋谷，食道入口部までの位置が近いため，喉頭蓋谷が浅くなっている。
- 口腔内保持が緩慢なため，早期咽頭流入となる。
- 嚥下反射の惹起が遅延している（下咽頭まで嚥下反射が認められない）。
- 喉頭侵入を起こしているが，咳嗽反射がなく誤嚥に至る。

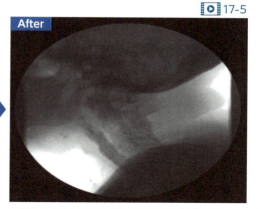
After ▶17-5

- 喉頭蓋谷が深くなり，食塊を受け止めてくれている。
- 喉頭蓋の反転機能が改善している。
- 嚥下反射の惹起が改善している（中咽頭で嚥下反射を認める）。
- 嚥下反射前の喉頭侵入および誤嚥がなくなった。

まとめ

- 四肢麻痺により身体運動障害が出現している場合，左右で異なる高筋緊張・低筋緊張の状態や筋萎縮の程度などを正しく評価したうえで適切な姿勢を調整することが重要である。

- 慢性的に異常姿勢を呈している場合，ポジショニングなどを実施したとしても適切な関節運動，骨格筋活動が得られるものではない。可動性が制限されるような場合では，座面や腰背部などの位置に重点を置くのではなく，咽頭・喉頭・口腔などの位置を正中に近づけるような設定にすることで，円滑な嚥下機能の再現が可能となる。

- 嚥下運動と身体運動機能の両面から評価し，改善可能な部分と変化を求めにくい部分を明確に評価することで，具体的な介入が可能となる。

●引用文献
1) 内田　学：飲み込むときにむせ込んでしまう（嚥下反射の惹起）．姿勢を意識した神経疾患患者の食べられるポジショニング，10-15，メジカルビュー社，2019．

⑱ 実際の介入症例

四肢麻痺（重症例）

姿勢崩れレベル ★★★★★

髙瀬嗣久

症例の概要

80歳代前半，女性。5年前に発語が困難になり，徐々に運動障害が出現し歩行が困難になったため病院を受診し，四肢麻痺と診断された。運動野と言語中枢に著明な萎縮を認める。施設入所時は寝返りや起立，移乗動作に協力動作が見られたが，現在は基本的動作や日常生活動作のすべてに全介助が必要な状態である。食事介助時も開口が悪く，むせ込みもよく見られる。

☹ Before この姿勢のどこがダメ？

正面姿勢

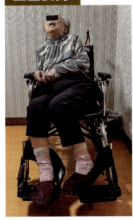
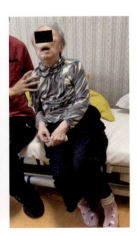

側面姿勢

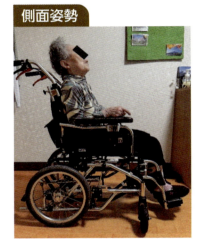

食事の様子 ▶18-1 ▶18-2

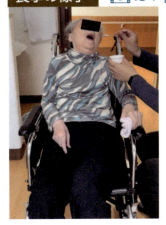

➡ 見るべきポイントは？

正面姿勢 図1

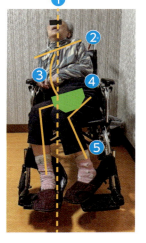

ここをチェック！

1. 体幹は右側に回旋し，非対称性が目立つ。
2. 右肩甲骨は内転・下制しており，両肩甲帯の高さに差が生じる（右肩甲帯が下制）。
3. 胸椎・腰椎が右に弯曲し傾斜する（右凸側弯）。
4. 骨盤が右回旋し右後方に沈み込んでいる。
5. 股関節，膝関節の拘縮があり座位保持が不安定。

側面姿勢 図2

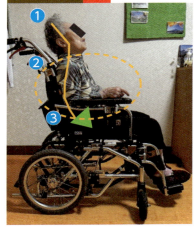

ここをチェック！

1. 頸部が伸展位となり，視線が上方に固定されている。
2. 肩甲骨や上肢帯をバックサポートやアームレストに接触させ，外発的な支持基底面を増やすことで座位姿勢の安定性を確保している。
3. 骨盤が後傾位をとり，仙骨座りを呈する。

食事の様子 図3

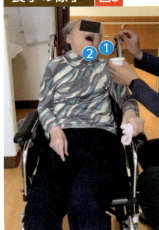

動画はここをチェック！

1. 頭頸部が伸展しており，介助されるスプーンの面に口の位置が適合しない。
2. 口を閉じること（口唇閉鎖）が不十分のため，提供された食べ物を口腔に取り込むことが困難。
3. 嚥下反射前の舌の運動が見られず，丸呑みである。
4. 嚥下反射が起こりにくく，飲み込みにくそうな印象（努力性）がある。

解決方法はこちら！ →

II 実際の介入症例／四肢麻痺（重症例）

実際の介入　どう立て直す？

姿勢　立て直しプラン

　骨盤の後傾や脊柱の傾斜があると，麻痺の影響により重力環境下で体幹を起こしておくことが困難になるため，下方にずれる後傾が生じる。また，身体に生じる不活動が筋肉の柔軟性を失わせ，特にハムストリングスの短縮が強くなり，骨盤を前傾位に保持することが困難になっている。脊柱の傾斜は，右大殿筋の萎縮が強く，右側を凸にした側弯が生じていることで姿勢が崩れている。

● **正中位保持のため，車椅子の座面と体の間の隙間を埋める**

　本症例は，体幹の拘縮が強く，自身では姿勢を直すことが困難であるため，車椅子に座る際には外発的に正中位を保持させなければならない。そこで，姿勢を正中位に保持するために，車椅子シートと体の間の隙間を埋める必要がある。

図4 座面の調整と座り方の工夫

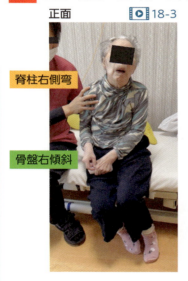
正面　▶18-3
脊柱右側弯
骨盤右傾斜

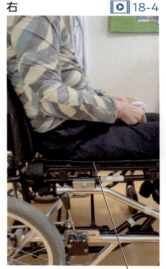
右　▶18-4

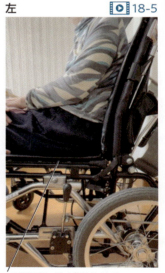
左　▶18-5

骨盤の傾斜に伴い，左右で殿部への荷重に差が見られる
（右側に荷重がかかることで指が入るスペースが減弱している）

　ポジショニングを整える際には頭頸部，体幹の伸筋の筋緊張が高まりやすくなってしまうため，仙骨座りを呈しやすい。頭頸部の安定性を保つため，ヘッドレスト付きの車椅子が望ましい。

禁忌事項，気をつけること

観察力の重要性

- 本症例では立ち直り反応などが見られず，座位バランスが不良である。また頸部は伸展位をとる傾向にあるため，気道が開大することで誤嚥，窒息のリスクがある。
- 骨盤後傾している場合，仙骨部に褥瘡が発生しやすいため，普段から注意して観察しておく。骨盤を前方に滑らせすぎてしまうと，車椅子から転落する危険性があるので注意する。

図5 ポジショニングの実践

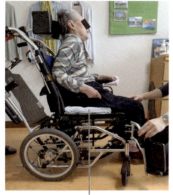
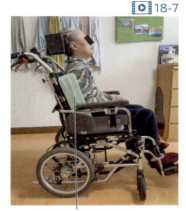
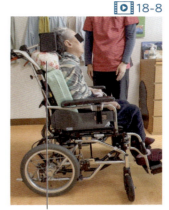

18-6	18-7	18-8
右殿部から大腿外側にウェッジタオルを敷く	右肩甲帯に三角形のクッションを固定する	頭頸部，肩甲帯の隙間を埋める枕を挿入する

- 側弯によって生じる体幹の右側への傾斜に対して，右殿部にウェッジ状に折ったバスタオルを設置し，右に傾斜する骨盤を物理的に支持することで骨盤を正中位に保持できる。
- 骨盤を正中位に戻すことで体幹の傾斜も改善される。
- 体幹を右側に回旋し，バックサポートに強く押し付けてきているため，三角形のクッションを使用して正中位に戻していくように姿勢を修正する。
- 後屈している頸部に対しては，骨盤や体幹を正中位に整えることに加え，ヘッドレストを用いて後屈しないように調整する。
- 伸展筋の緊張が非常に強いため，ヘッドレストのみによる接触では，軸圧が強くヘッドレストにかかってしまい，骨盤を後傾させる反作用となってしまう。そこで，両側の肩甲帯から後頸部にかけてクッションを設置し，接触面積を増加させることで頸部の後屈の作用を緩める。

姿勢調整に使用する物品

図6 クッションとウェッジ

a クッション

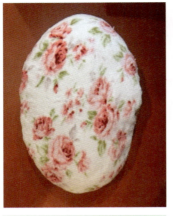

両側肩甲帯から後頚部にかけて設置し，接触面積を増やすことで過度な頚部の筋緊張を抑えることを目的として使用する。

b 三角形のクッション

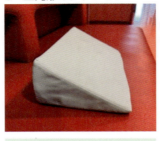

右肩甲部分に差し込み，体軸を正中位に保つことを目的に使用する。

c タオルで作ったウェッジ

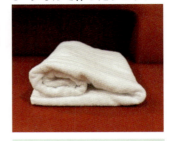

坐骨から右大腿部後面の下に敷くことで骨盤の位置を調整し，両側の骨盤帯が平行にすることを目的に使用する。

図7 ポジショニングの実際

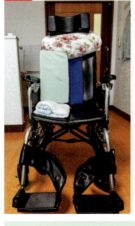
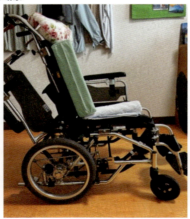
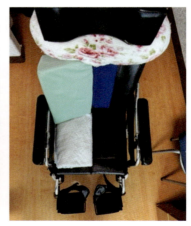

正面姿勢から見たときに，肩甲骨や骨盤が右に沈み込み，体幹が右に側屈している。これに対し，骨盤からのアプローチとして，タオルで作ったウェッジを外側が厚くなるように設置する。肩甲骨と体幹部分へのアプローチとして，三角形のクッションを使用し体軸を正中位に近づける。

介入の結果をチェック！

😊 After ✨ どう変わった？

正面姿勢

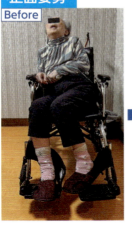
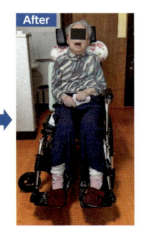

- 頚部の伸展，体幹の右側への傾斜（左凸の側弯）が生じていたが，体幹，頭頚部は正中位を保持することが可能となっている。
- 筋緊張が高い様相を示していたがリラックスできている。

側面姿勢

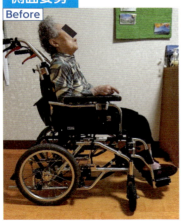
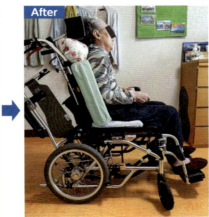

- 骨盤の位置が修正され，両側の坐骨で体重支持ができている。
- 肩甲骨や上肢帯の接触面積を増やし，過度な筋緊張を抑えることで，体幹や骨盤の回旋を修正し正中位保持が可能となった。
- 頚部の位置も中間位を保持できている。

食事の様子

 18-9

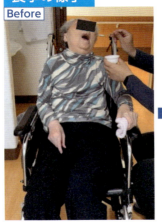
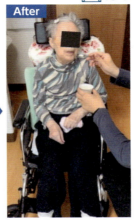

- 頭頚部の位置が改善し，姿勢保持に使用されていた舌骨上筋などにはゆとりが生じた。
- 嚥下筋は咀嚼・舌運動に使用できるようになり，口腔期における運動が改善された。
- 食塊形成が容易となり，嚥下反射が起こるまでの時間が短縮された。
- 比較的安全な嚥下機能が発揮できるようになった。

嚥下内視鏡検査（VE）で姿勢調整の効果を確認しよう！

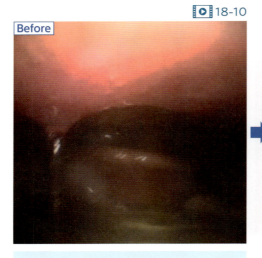
Before ▶18-10
- 右側喉頭蓋谷への流入が顕著である。
- 嚥下反射の惹起が遅延している。
- 嚥下後も残留が目立つ。
- 移送時の舌運動が減弱している。

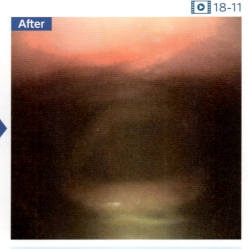
After ▶18-11
- 嚥下反射の惹起が正常に近づく。
- 嚥下が適切に行われているので，喉頭への流入が減少している。
- 嚥下後の残留が少なくなった（1回の嚥下で安全に行えている）。

まとめ

- 頭頸部が伸展位の状態では嚥下筋（舌骨下筋）が伸張しているため，摂食時に咽頭の収縮や喉頭蓋の屈曲（喉頭閉鎖）が制限されることに繋がり，誤嚥発生の危険性が高くなっている。

- 体幹や骨盤を正中位に近づける際は，三角形のクッションやタオルを使用して接触面積を増やしながら姿勢を整えることで，過度な筋緊張を防ぐことが可能となる。

- 筋緊張の抑制により，異常な車椅子座位姿勢を抑制することが可能となり，食事摂取に対して安全な座位姿勢を調整することができる。

- 四肢麻痺患者は全身の随意性が制限されることから，随意的な座位姿勢の調節は困難である。

- クッションやタオルを用いて外発的な姿勢調節を行うことにより，嚥下しやすい環境を整える必要がある。

索引

あ

顎引き嚥下 ……………………………… 11
圧中心 …………………………………… 37
安静時振戦 …………………………… 106

い

いびき …………………………………… 40
胃瘻の判断 ……………………………… 59
咽頭期 …………………………………… 2
咽頭収縮筋麻痺 ………………………… 8

う

ウェッジタオル …… 51, 63, 70, 71, 89,
　　　　　　　　　　 103, 123, 125
運動機能低下 …………………………… 14
運動時痛 ………………………………… 75
運動麻痺 ………………………………… 63
運動連鎖 ………………………………… 30

え

液体嚥下 ………………………………… 4
嚥下機能障害 …………………………… 30
嚥下筋 …………………………… 30, 134
嚥下困難感 ……………………… 68, 107
嚥下造影検査 …………… 3, 26, 73, 127
嚥下内視鏡検査 …… 3, 59, 66, 92, 112,
　　　　　　　　　　 119, 134
嚥下の5期モデル ……………………… 2
嚥下反射 … 92, 121, 126, 127, 129, 133
円背 …………… 12, 30, 43, 87, 92, 99, 102,
　　　　　　　　 114, 116, 121, 122

か

カーテン徴候 …………………………… 8
回転モーメント ………… 114, 116, 118
下咽頭 …………………………………… 18
下顎骨 …………………………………… 40
下額突出姿勢 ………………………… 122
顎関節の運動制限 ……………………… 49
下腿三頭筋 ……………………………… 21

き

偽性球麻痺 ……………………………… 14
気息性嗄声 ……………………………… 17
気道閉塞 ………………………………… 40
胸郭 ……………………………………… 69
胸郭挙上 ………………………………… 40
胸鎖乳突筋 ……………………………… 41
胸椎圧迫骨折 …………………………… 86
筋萎縮 ………………………………… 127
筋萎縮性側索硬化症 …………………… 14
筋強剛 ………………………………… 107
筋緊張 ………… 49, 68, 73, 127, 134
筋力低下 ………………… 25, 30, 38

く

クッション …… 57, 76, 83, 103, 110,
　　　　　　　　 116, 117, 132, 134
首下がり ………………… 25, 101, 105
車椅子の座面のたわみ ……………… 109
車椅子への移乗 ………………………… 82

け

傾斜 ……………………… 30, 31, 32, 62
痙縮 ……………………………………… 73
頚部回旋 …………………… 8, 24, 27
頚部屈曲 …………………………… 24, 25
頚部伸展 ………………… 24, 25, 75
頚部前屈 ………………………… 4, 49
頚部前頭位 …………………………… 122
頚部側屈 ………………………… 24, 26
肩甲骨 …………………………………… 69

こ

口腔期 …………………………………… 2
交互嚥下 ………………………………… 12

可動域制限 関連

可動域制限 …………………… 74, 116
感覚低下 ………………………………… 14
完全側臥位法 …………………………… 10
顔面の緊張性が高い …………………… 55

高次脳機能障害	31
抗重力筋	21
口唇閉鎖	115, 129
喉頭下筋群	26
喉頭侵入	6, 127
喉頭閉鎖	134
広背筋	42
誤嚥	5, 6, 14, 80
誤嚥性肺炎	6, 29
呼吸補助筋	41
腰曲がり	105
骨粗鬆症	30
骨盤	49, 69, 102, 116
骨盤後傾	50, 68, 75, 87, 99, 101, 102, 122, 129, 131
骨盤の回旋	69
骨盤の傾斜	87, 116

さ

座位姿勢	29
座位バランス不良	131
座高	116
坐骨結節	50, 102
嗄声	16
座面の調整	122
座面の劣化	109

し

支持基底面	36
四肢麻痺	114, 120, 128
ジスキネジア	101, 102, 105
姿勢代償法	25
姿勢と嚥下の関連性	21
姿勢バランス	35
姿勢反射障害	99, 107
姿勢保持	20, 35
湿性嗄声	16, 18
斜角筋	41
重心	36
準備期	2

上腕骨近端骨折	114
食事	42
食事環境調整	95, 96
褥瘡	50, 102, 122
食道期	2
食道裂孔ヘルニア	31
食塊の流れ方	26
神経障害	87
身体重心	36

す

スキンチェック	122

せ

正常嚥下	2
声帯振動	16
声帯の内転運動	16
声帯麻痺	8
正中位	130, 134
声門	16
脊柱起立筋	21, 42
脊椎圧迫骨折	30, 86
舌圧	30
舌運動	134
舌骨下筋	30, 134
ゼリー嚥下	4
全介助	54, 60, 67, 80, 120
先行期	2
仙骨	50, 102
仙骨座り	55, 61, 114, 121, 129, 130

そ

僧帽筋	42
側弯	30, 32, 33, 87, 121, 130, 133
咀嚼嚥下	3
咀嚼機能	30
粗糙性嗄声	13

た

体幹後傾	99

137

体幹伸展位保持	42
体軸内回旋	56
代償	44
代償手技	27
代償的嚥下法	8
代償動作	81
大腿骨骨幹部骨折	80
大腿四頭筋	21
大殿筋	57, 69, 122
大殿筋の萎縮	130
唾液嚥下の頻度減少	14
唾液誤嚥	6
唾液貯留	15
タオルロールの挿入	96, 99
立ち直り反応	62, 131
食べこぼし	93, 99
端座位が困難	95
段ボールの加工	110

ち

知的障害	120, 122

つ

椎間板の損傷	30
椎骨	44

て

テーブルの高さ	29
テーブルの配置の工夫	95
適切な食事姿勢	29
転倒	80
転落のリスク	62

と

疼痛	74, 80
頭部前方突出姿勢	24, 27
努力性嗄声	18

の

脳炎	120

脳梗塞	48
脳出血	67
脳卒中	14, 20
脳卒中片麻痺	53, 54

は

パーキンソン病	14, 20, 28, 31, 38, 93, 100, 105, 106
廃用症候群	80
バスタオル	50, 83, 103
バックサポート	87, 94, 95, 102
ハムストリングスの短縮	130
バランス障害	31, 35, 38, 53

ひ

鼻咽腔閉鎖不全	9
被殻出血	54
ひざ掛け	76
ピサ徴候	31, 107
ヒス角	33
披裂間切痕	18

ふ

フェイスタオル	103
腹圧	43
腹圧上昇	40, 42
不顕性誤嚥	6
不随意運動	101
フットレスト	94, 95
不良姿勢	41
プルバック運動	3
プロセスモデル	3

へ

変形性股関節症	74

ほ

歩行時のつまずき	106
歩行障害	93
ホワイトアウト	5

ま

前ずり 49, 101
枕 70

む

むせ 48, 67, 74, 87, 120, 121, 126, 128
無動 107
無力性嗄声 18

め

メンデルソン症候群 33

も

モジュールタイプの背もたれ 88

よ

腰椎圧迫骨折 86
腰椎前弯 40

り

リクライニング位 10
梨状窩 27
流涎 14, 115
流涎から考えられる嚥下障害 15

わ

弯曲する座面 108

A

air wayの姿勢 43
amyotrophic lateral sclerosis（ALS） 14

B

Brunnstrom stage 54

C

Cカーブ 33

H

His角 33

M

Mendelson症候群 33

P

Pisa徴候 31, 107
pull back運動 3

T

Type Ⅱ線維 21

V

videoendoscopic evaluation of swallowing（VE） 3, 59, 66, 92, 112, 119, 134
videofluoroscopic examination of swallowing（VF） 3, 26, 73, 127

W

wash-out 12
wearing-off 100, 105

Before-After動画から学ぶ
嚥下改善ポジショニング

2025年 4月 1日　第1版第1刷発行

■監　修　戸原　玄　とはら　はるか

■編　集　内田　学　うちだ　まなぶ

■発行者　吉田富生

■発行所　株式会社メジカルビュー社
〒162-0845 東京都新宿区市谷本村町2-30
電話　03(5228)2050(代表)
ホームページ　https://www.medicalview.co.jp

営業部　FAX　03(5228)2059
E-mail　eigyo@medicalview.co.jp

編集部　FAX　03(5228)2062
E-mail　ed@medicalview.co.jp

■印刷所　シナノ印刷株式会社

ISBN 978-4-7583-2280-5　C3047

©MEDICAL VIEW, 2025. Printed in Japan

・本書に掲載された著作物の複写・複製・転載・翻訳・データベースへの取り込みおよび送信
（送信可能化権を含む）・上映・譲渡に関する許諾権は，（株）メジカルビュー社が保有してい
ます.

・ JCOPY 〈出版者著作権管理機構 委託出版物〉
本書の無断複製は著作権法上での例外を除き禁じられています. 複製される場合は，
そのつど事前に, 出版者著作権管理機構（電話 03-5244-5088, FAX 03-5244-5089,
e-mail：info@jcopy.or.jp）の許諾を得てください.

・本書をコピー，スキャン，デジタルデータ化するなどの複製を無許諾で行う行為は，著作
権法上での限られた例外（「私的使用のための複製」など）を除き禁じられています. 大学，
病院，企業などにおいて，研究活動，診察を含み業務上使用する目的で上記の行為を行う
ことは私的使用には該当せず違法です. また私的使用のためであっても，代行業者等の第
三者に依頼して上記の行為を行うことは違法となります.